AF358450

ÉTUDE

SUR LA

PENDAISON

PAR

le D Nicolas S. MINOVICI

MÉDECIN-LÉGISTE PRÈS LE TRIBUNAL D'ILFOV

SOUS DIRECTEUR DE L'INSTITUT MÉDICO-LÉGAL, DIRECTEUR DU SERVICE ANTHROPOMÉTRIQUE

PROFESSEUR A L'ÉCOLE D'ANTHROPOLOGIE

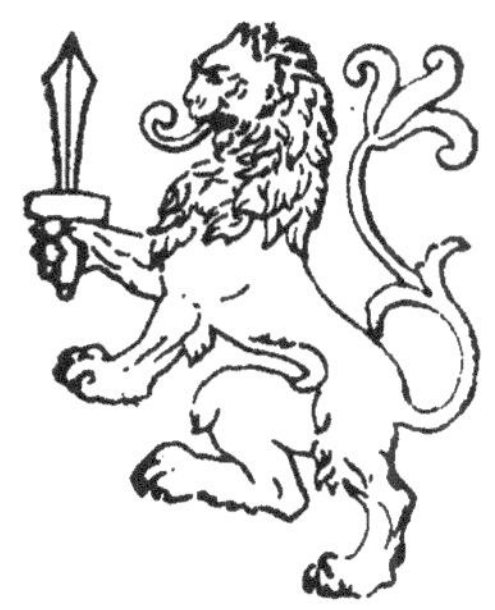

PARIS

A. MALOINE, Éditeur

25-27, Rue de l'École-de-Médecine, 25-27

—

1905

ÉTUDE SUR LA PENDAISON

BIBLIOTHÈQUE DE CRIMINOLOGIE

XXIV

ÉTUDE

SUR LA

PENDAISON

PAR

le Dr Nicolas S. MINOVICI

MÉDECIN-LÉGISTE PRÈS LE TRIBUNAL D'ILFOV

SOUS-DIRECTEUR DE L'INSTITUT MÉDICO-LÉGAL, DIRECTEUR DU SERVICE ANTHROPOMÉTRIQUE

PROFESSEUR A L'ÉCOLE D'ANTHROPOLOGIE

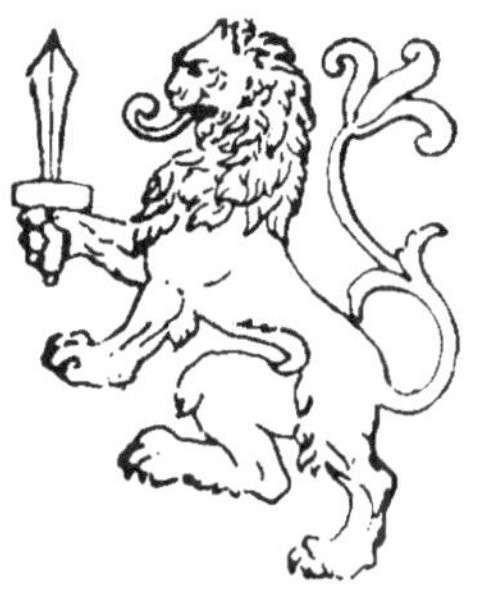

PARIS

A. MALOINE. Éditeur

25-27. Rue de l'École-de-Médecine, 25-27

—

1905

PRÉFACE

Il n'y a pas, en médecine légale. un sujet qui ait donné naissance à plus de discussions et à plus d'erreurs scientifiques que la pendaison. Ces discussions et ces erreurs étaient dues. d'un côté, à la discordance qui existe entre l'acte de la pendaison et ses effets et aussi le mode assez vraisemblable de l'interprétation du mécanisme de la mort ; d'un autre côté, a ce fait que la magistrale étude de Tardieu sur la pendaison devenant classique pour le monde entier. tous croyaient qu'il n'y avait plus rien à dire sur cette question.

Mais à la mort de Tardieu, la médecine a subi une grande évolution, grâce aux travaux des physiologistes et des anatomopathologistes qui, en se servant de la méthode expérimentale. ont réussi à donner une autre interprétation au mécanisme de la mort par pendaison. C'est ainsi qu'aujourd'hui le travail de Tardieu sur la pendaison n'a qu'une valeur doctrinale par rapport seulement aux conditions dont l'expert doit tenir compte dans ses expertises sur ce genre de mort. Mais tout autre est l'opinion de la plus grande partie des auteurs de nos jours.

Le professeur Brouardel. dans son remarquable ouvrage sur la pendaison, parlant de l'étude de Tardieu. s'exprime ainsi :

« Il y avait donc lieu de procéder à une revision générale, car notre génération. munie d'une instruction technique plus complète que celle de ses prédécesseurs, mieux outillée, a pu donner aux études médico-légales une impulsion nouvelle ; l'interprétation du mécanisme de la mort dans la pendaison. la strangulation, la submersion s'est modifiée et par suite il a été possible, pour résoudre certaines questions médico-légales, d'invoquer des données dont l'existence ou la valeur avaient échappé à nos prédécesseurs et les travaux d'un grand nombre de nos contemporains ont démontré que les interprétations de Tardieu étaient trop absolues. »

Coutagne. dans son *Traité de médecine légale*, dit, au sujet des erreurs survenues dans les cas d'expertise sur la pendaison : « Pour la pendaison comme pour beaucoup d'autres parties de la médecine légale, il est temps de secouer le joug des idées brillantes, mais superficielles, de Tardieu. »

Mais, contrairement à ce que l'on croit d'après la lecture de traités spéciaux récemment parus, la science a marché en avant depuis que Tardieu a publié son étude sur la pendaison. Certes, on trouve dans ce travail des données précieuses sur l'examen extérieur des cadavres, particulièrement sur la variété des attitudes, sur les caractères de la ligature et de la trace laissée au cou ; mais l'histoire de la pendaison ne peut pas s'appuyer sur des bases aussi étroites.

En notre qualité de médecin légiste près du tribunal d'Ilfov (Bucarest) et de l'Institut médico-légal nous avons été à même de recueillir des matériaux considérables sur la pendaison. En douze ans, nous avons eu l'occasion de voir, à l'Institut médico-légal, 172 cas de pendaison. Les conditions dans lesquelles se pratiquent chez nous les expertises médico-légales nous ont de beaucoup facilité une étude complète de ce sujet et c'est pour cela que j'ai cru bien faire en utilisant ces matériaux, me servant de toutes mes recherches anatomo-pathologiques, microscopiques et expérimentales, vérifiant par une autopsie très complète les résultats constatés par les auteurs et les complétant sur certains points.

L'étude présente n'est point une improvisation mais le fruit d'un travail et d'une pratique médico-légale de plusieurs années. Si, dans cette étude. nous avons exprimé les idées de quelques auteurs, ce n'a nullement été dans l'intention de les critiquer. Notre but a été plus restreint, moins prétentieux, mais plus utile, à notre avis. puisque nous nous sommes proposé, d'une part, de chercher à analyser ce qui, en médecine légale, est demeuré inexploré, à la condition, non de rejeter quoi que ce soit, mais de réduire le plus possible ; d'un autre côté, d'exciter ceux qui prendraient quelque intérêt à discuter notre étude à présenter leurs objections et à chercher comme nous, au prix de tous les sacrifices, à faire ensemble une œuvre utile.

Il semblerait que ce terrain de la médecine légale, si souvent et si profondément cultivé, soit déjà et depuis longtemps épuisé. Les travaux les plus récents ont montré cependant que certaines données, ayant jusqu'à ce jour la valeur d'un dogme, ne sont pas basées sur la vérité. Il ne faut pas, dit Legraux, que le médecin légiste affirme d'une manière trop absolue devant une unique lésion anatomique, parce que nous n'avons que des connaissances incomplètes en physiologie pathologique.

L'étude de la pendaison ouvre à la curiosité comme au devoir un champ d'une vaste étendue et une perspective illimitée. Nous sommes loin de croire que, dans cette question, la science ait dit ou renoncé à dire son dernier mot. Il est hors de doute que, là aussi, on trouvera la solution ; il suffit pour cela que l'esprit humain donne corps à ce qui hier était de pure fantaisie. La science, du reste, entre dans le monde des visions et l'impossible d'aujourd'hui sera demain une réalité.

Bien que d'innombrables travaux aient été publiés sur la pendaison, il ne suit pas de là qu'ils aient traité toute la matière et qu'il faille renoncer à écrire encore sur ce sujet. Non, car, si nous jugeons ces travaux à leur juste valeur, nous verrons combien peu il en reste, si peu que nous pouvons appliquer à la bibliothèque de la pendaison ce vieux proverbe : « Un monceau de blé ne cesse pas d'être un monceau parce qu'on en a pris un grain » et il n'est pas moins vrai que « si vous prenez les grains un par un, il arrivera un temps où le monceau ne sera plus un monceau de blé. »

ÉTUDE

SUR

LA PENDAISON

PREMIÈRE PARTIE

DÉFINITION

Bien que la définition de la pendaison ait été une question sur laquelle les spécialistes en cette matière aient beaucoup travaillé, elle est encore aujourd'hui le sujet d'une foule de discussions qui se perpétuent.

Donc, en chercher une qui nous soit propre, c'est risquer de rencontrer les mêmes difficultés en face desquelles se sont heurtés ceux qui nous ont précédé ; c'est pourquoi nous nous contentons de traiter la question de la pendaison dans tous ses détails de manière à ce que, d'une étude minutieuse et des travaux antérieurs aux nôtres, nous créions un parallèle dont la discussion fasse ressortir plus clairement ce que nous avons essayé de dire en quelques mots.

Le professeur Brouardel dit : « Tous nous savons ce que c'est qu'un pendu, mais jusqu'ici personne n'a encore bien su définir ce que c'est que la pendaison. »

La définition de Tardieu, demeurée classique, puisque nous la trouvons dans presque tous les traités de médecine légale, a été, dans ces derniers temps, l'objet de critiques sérieuses provenant d'une évolution dont nous trouvons l'origine dans les travaux d'anatomie pathologique et surtout dans la physiologie. Il est hors de doute qu'aujourd'hui, dotés comme nous le sommes d'une instruction technique plus complète et en utilisant les méthodes de la médecine expérimentale, nous pouvons constater que le mécanisme de la mort par pendaison est plus complexe que ne le croyait Tardieu. Tardieu définit la pendaison : « La pendaison est un acte de violence dans lequel le corps, pris par le cou dans un lien attaché à un point fixe et abandonné à son propre poids, exerce sur le lien suspenseur une traction assez forte pour amener brusquement la perte du sentiment, l'arrêt des fonctions respiratoires et la mort. »

Or, dans cette définition, le manque de respiration serait l'unique cause amenant la mort, puisqu'il ne parle pas du tout des autres causes qui peuvent intervenir, comme la circulation, l'innervation, surtout la syncope, l'inhibition, etc.

La définition de Tourdes nous parait mieux correspondre aux connaissances actuelles sur la pendaison ; car elle nous donne une idée du genre de mort: « La pendaison est la suspension du corps par le cou au moyen d'un lien dont la pression cause la mort en produisant une asphyxie subite plus ou moins favorisée par un trouble de la circulation et de l'innervation. »

Sans tenir compte des symptômes assez variés de la pendaison par rapport à ceux de la strangulation, quelques auteurs, comme Fodéré (vol. III, page 129), confondent ces deux genres d'asphyxie sous un même titre. Même aujourd'hui, dans le peuple, nous trouvons le mot strangulation comme synonyme de pendaison.

Sur un grand nombre d'adresses du parquet et de commissariats de police accompagnant les corps des pendus qui sont amenés à notre Institut, le mot « pendu » est remplacé par celui d' « étranglé ».

Par le tableau ci-contre, on peut voir que, sur un nombre de

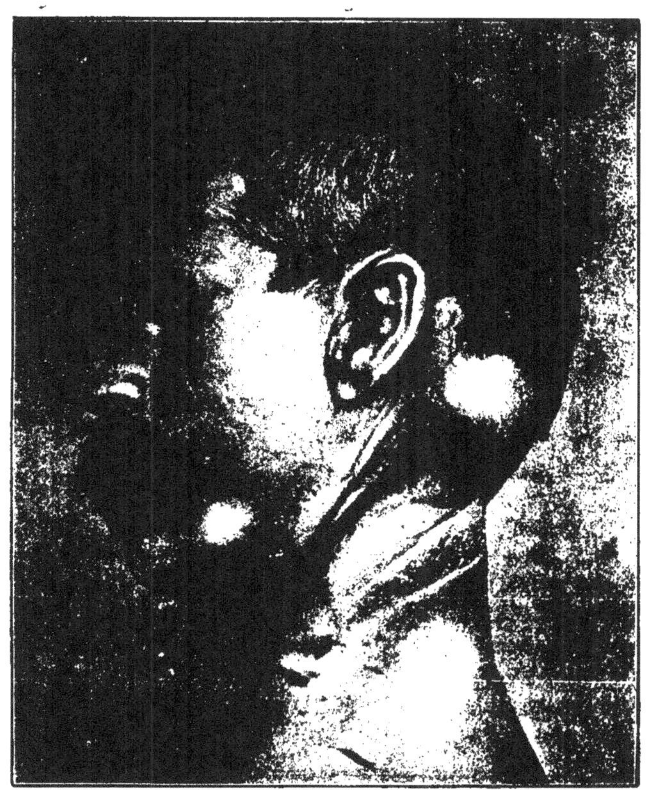

Fig. 1. — Direction de l'empreinte sur le cou d'un pendu.

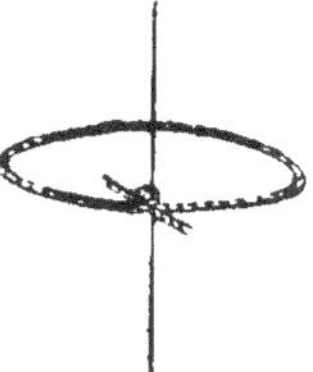

Fig. 2. — Direction de l'empreinte à la strangulation

136 pendus. 129 nous ont été amenés avec la dénomination
d' « étranglé ». C'est ainsi que nous avons :

	Procureurs	Commissaires
En 1891.	1	—
» 1892.	1	1
» 1893.	6	7
» 1894.	2	3
» 1895.	4	6
» 1896.	4	6
» 1897.	8	8
» 1898.	4	6
» 1899.	5	9
» 1900.	3	7
» 1901.	12	12
» 1902.	2	10
Total	53	76

C'est grâce seulement à la lutte mémorable entre Orfila et
Devergie, poussant les esprits dans la voie expérimentale, que
la pendaison et la strangulation, jusqu'ici confondues l'une avec
l'autre, ont été séparées.

La différence du mode par lequel se produisent ces deux
genres de mort est assez grande pour qu'aujourd'hui ce genre
de confusion ne soit plus admis. Alors que, dans la pendaison,
les voies respiratoires sont fermées par le propre poids du corps,
dans la strangulation, ce rôle est joué par les mains ou une
ligature; quand, dans la pendaison, la ligature, appliquée
autour du cou, a une direction oblique en rapport avec l'axe de
cette région et s'exerce seulement sur les parties antérieures
et latérales du cou, dans la strangulation, elle est perpendiculaire et la pression s'exerce sur toute la circonférence. Les
figures 1 et 2 représentent la différence existant entre la direction du sillon chez un pendu et chez un étranglé, bien qu'on
puisse parfois trouver cette direction chez les pendus et
chez les étranglés. En outre, quand la pendaison appartient a
un genre de suicide, la strangulation rentre dans la catégorie
des homicides, bien qu'il y ait des cas de suicide par strangulation.

HISTORIQUE

Les données que nous possédons au sujet de la pendaison
comme châtiment ou comme suicide sont suffisantes pour que
nous puissions faire l'historique de la pendaison en Roumanie :
mais les données au point de vue médical, malgré toutes nos
recherches, manquent totalement. Nous ne connaissons aucun
cas de ce genre ayant donné lieu à une discussion et dans lequel
la médecine légale, intervenant par un travail quelconque, nous
montre le passé médical de la pendaison dans notre pays. Que
la pendaison ait existé chez nous comme peine afflictive jusqu'à
la moitié du XVIIᵉ siècle, cela n'est affirmé par aucun document :
mais, malgré cela, les écrits des chroniqueurs et de quelques
voyageurs étrangers passant par la Moldavie et la Monténie
assurent que les peines étaient très sévères. Il paraît donc prouvé
que la pendaison existait auparavant.

C'est ainsi qu'en 1521, au mois d'octobre, Vlad-Voda
(Dragomir le Moine) fut pendu, par ordre de Mehemed bey, sous
un poirier, à Bucarest (BOGDAN : *Documents*. p. 392).

Avant le XVIIᵉ siècle, la peine de la pendaison n'était appliquée qu'à ceux qui avaient commis des vols, des brigandages
ou des actions infâmes. Quant aux boyards et aux soldats
trouvés coupables par le souverain, ils étaient punis de mort
par l'épée ou par les coups. Les juges seigneuriaux jugeaient
sans beaucoup de recherches et la peine de mort était prononcée
avec la plus grande impassibilité. La pendaison, l'empalement
et la décapitation étaient les châtiments ordinaires de ceux qui
étaient soupçonnés d'avoir conspiré contre le souverain. A côté
de cela, la croyance religieuse était si infiltrée dans la population que les peines les plus sévères étaient infligées pour d'autres

considérations, au nom des préceptes religieux. Le souverain, qui avait droit de vie et de mort sur les condamnés, en disposait suivant sa volonté. Et la peine de mort était si habituelle que les prisons étaient fort peu peuplées. En 1646, quand, en Moldavie, on appliqua la loi de Vasile le Loup, et, en 1652, quand celle de Mathieu Bassarab fut promulguée en Monténie, nous trouvons, pour ce qui regarde la pendaison, la nomenclature suivante :

1° Quiconque vole dans la maison de son maître, peu de chose pour la première fois, sera marqué au nez, mais, s'il vole une seconde fois, il sera pendu et, si le premier vol est considérable, il sera pendu.

2° Quiconque volera un objet saint dans une église, sera pendu; mais, si c'est un objet non saint, pour la première fois, il aura le nez coupé; à la deuxième fois, il sera pendu.

3° Quiconque, par trois fois, volera des poules, des oies ou autres volailles, sera pendu.

4° Quiconque volera la croix d'une église, sera pendu ou brûlé vif.

Dans la chronique de Constantin le Capitaine (1645. *Magasin historique*, t. I, p. 311, où il est parlé de la révolte des Seimeni (1) sous la conduite de Hrisea Voda), on lit que Constantin-Voda Bassarab fit pendre sous des abris de verdure les envoyés de Hrisea-Voda aux Turcs.

A l'arrivée au trône de Cantacuzène (1679-1688), Cherban-Voda commença à se venger de ses ennemis parmi lesquels Radu d'Ocna fut pendu à la porte même de sa maison, à Bucarest (Chincaï : *Histoire de Bucarest*, p. 68).

En 1691, quand Brancovan condamna le célèbre Staïko l'Échanson à la pendaison, les potences furent élevées à la Tète-du-Pont. Avec la sentence au cou, Staïko l'Échanson, assis sur un âne ou dans un chariot trainé par des bœufs, un prêtre près de lui, parcourut tout le Pont-du-Marché hors les murs et arriva

(1) Les Seimeni étaient des mercenaires recrutés par Mathieu Bassarab et les autres souverains de Bulgarie, Serbie, Hongrie, etc.

jusqu'à Obor pour recevoir le châtiment de ses perfides intrigues et des astuces ourdies par lui contre Brancovan (GION : *Histoire de Bucarest*, p. 384, 385).

Dans la *Description de la Moldavie* par le chroniqueur Démètre Cantemir, nous trouvons que la pendaison était appliquée aux brigands. Le chroniqueur N. Muste, dans sa chronique relative à la pendaison, parlant de Michel Rocavitsa qui était devenu souverain de la Moldavie en 1719 et qui avait poursuivi avec acharnement les Moldaves ayant intrigué contre lui, Muste dit : « Il saisit à peu près tous les Moldaves ayant conspiré contre lui et il les a tous fait mourir d'une mort affreuse. Les uns ont été pendus, les autres brûlés vifs, les autres pendus par les côtes ou par les pieds, si bien qu'il était effrayant de passer par la grande route où se voyaient tant d'hommes pendus les uns d'une manière, les autres de l'autre. »

Dans son *Histoire des Roumains*, Ureche nous dit que : « Alexandre Constantin Mavrocordato Delibey, souverain de Moldavie en 1773, institua une commission de boyards pour se prononcer sur les mesures à prendre contre des bandes de voleurs parcourant le pays et voici, entre autres, ce que cette commission décida : « Les assassins qui, pour le moment, se trouvaient dans les prisons et autres lieux de détention et qui, de par la loi, devaient être exécutés, seraient pendus à l'endroit même où ils avaient commis leur crime, et cela à la vue de tous. »

Au temps de Mavrogheni, en 1789, Denis l'Ecclésiarque dit : « S'il trouvait des voleurs ou s'ils lui étaient indiqués par d'autres personnes, il commandait immédiatement aux bourreaux (car des bourreaux le suivaient) de les pendre sur le bord de la route à une potence, de les laisser ainsi pendant une journée pour être ensuite livrés aux Tsiganes chargés de les enterrer. »

Pendant ce même temps (GION : *Histoire de Bucarest*, p. 88), à la Tête-du-Pont du Marché extérieur (aujourd'hui Obor Calea Mochilor), on pendait les condamnés à mort après les avoir tirés de la prison ou pour les asseoir sur un âne la tête du côté de la queue, la sentence au cou, ou pour les faire traîner sur un char à bœufs en parcourant en entier ce chemin .

Toujours dans l'*Histoire des Roumains* par Ureche, nous apprenons qu'Alexandre Morouzzi, en 1794, punissant un jour un boulanger qui avait fraudé sur le poids du pain, ordonna que cet homme reçût cinquante coups de bâton sur la plante des pieds, dans trois carrefours, et qu'ensuite il fût mis en prison, en appelant l'attention de tous sur cette contravention qui serait punie par la pendaison à la porte même de la boulangerie, parce que, disait-il, cette fourberie et cette faute avaient atteint dans leurs intérêts, non pas quelques rares personnes, mais un très grand nombre de clients.

En Valachie, la peine de mort a existé jusqu'en 1852, sous Barbou, Démètre, Stirbey. Les dernières condamnations à mort par la pendaison furent celles de deux Grecs de l'Hétérie qui, s'étant mis à la tête d'un complot ourdi contre le prince Grégoire Ghica (1821-1829), furent pendus au marché des Moches.

La coutume de pendre à la Tête-du-Pont (c'est-à-dire à Obor) datait de temps immémorial. Les poètes populaires le savaient et l'un d'eux dit :

> Que Dieu réalise ce que j'ai rêvé :
> Que je voie le hêtre renversé.
> Que je voie le hêtre de Mioul,
> Du trop folâtre Mioul
> Arraché, retourné.
> Que le Mioul soit pendu
> Au Pont-du-Marché, hors les murs,
> A deux potences que balance
> La brise du soir,
> Que tout le pays puisse le voir.

Du même genre de peine, il nous est resté :

> Va aux potences de Brachov !

Quant à l'habitude de tailler le nez, nous avons :

> Je vais t'envoyer au marché avec ton nez coupé.

Dans les autres pays, la pendaison d'un individu se faisait
avec un grand apparat. Au XVII° siècle, les enfants des écoles.
conduits par leurs maîtres et chantant des hymnes religieuses,
s'en allaient en procession jusqu'au lieu de l'exécution ; et.
dans certains cas plus importants, comme pour un crime célèbre ou un grand criminel, on chargeait un prêtre, plus en vue
que les autres, de faire à la multitude assemblée devant le
lieu du supplice un sermon *moralisateur* qui ensuite était
imprimé aux frais des autorités et répandu gratuitement dans
le peuple.

Dès que les sentiments d'humanité se sont développés, surtout au siècle passé, on a écourté les tortures morales des criminels ; les processions officielles, les prédications et la conduite
un peu tapageuse au lieu de l'exécution, tout cela fut aboli et
l'on se contenta de maintenir les exécutions publiques comme
un moyen de justice criminelle afin d'intimider la foule. Cependant, dans le code prussien de 1805, il y avait un article qui
prévoyait une publicité plus intense de la sentence de mort.
« Chaque Berlinois. dit le Dr Berndt, peut se rappeler qu'à
côté des affiches de théâtre. concerts ou autres fêtes, était une
affiche rouge rappelant le souvenir de la personne exécutée et
le genre de mort qu'elle avait enduré. » Quelquefois. les solen-
nités plus haut indiquées et les processions au lieu du supplice
étaient ajournées ou étaient d'une pratique difficile à cause
de la trop grande résistance opposée par les condamnés.
Ainsi une servante, Sara-Harriet Thomas, exécutée à Bristol
en 1863, à la sortie de la prison, lutta pendant longtemps
contre les gardiens les plus forts de la prison et, bien qu'elle
fût enchaînée par les pieds et par les mains, elle résista avec
tant de force jusqu'au pied de la potence qu'il fallut la faire
prendre de force par deux hommes taillés en hercules pour
pouvoir lui faire gravir les marches de l'échafaud.

Alors que ces exécutions ont une influence quelconque sur
la plupart des spectateurs. souvent, d'autres ne ressentent rien
ou parfois subissent une influence démoralisatrice. Sous les
seize potences de Montfaucon où d'ordinaire se balançaient.
jusqu'à ce qu'ils fussent desséchés, cinquante ou soixante cada-

vres, dit le Dr G.-A. Berndt (1), les Parisiens s'amusaient et
faisaient de cet endroit le but de leurs excursions et de leurs
divertissements.

En 1890, John Wiggins, condamné à mort par la pendaison, après avoir soutenu dans sa prison et jusqu'au dernier
moment son innocence parce que sa femme lui avait tout
d'abord coupé la gorge et s'était ensuite suicidée, fut conduit
à la potence le 15 octobre. Arrivé sur le lieu de l'exécution, il
exprima son désir de vivre et lutta contre ses bourreaux en
criant : « Je suis innocent, ne m'étranglez pas ! » Tel fut son
cri de désespoir. Devant une telle lutte, le public clamait : « Tu
n'as pas honte, lâche ! »

Au siècle dernier, commença, pour l'abolition de la peine
de mort, une lutte assez vive conduite par les journa-
listes, les prêtres et les philosophes. Le premier fut Beccaria
qui, en 1764, contesta à l'État le droit de faire mourir un
homme et, dès lors, une foule d'écrits parurent contre la
peine de mort. Les Parlements nommèrent des commissions
chargées d'examiner cette question et un grand nombre d'États
ont, comme nous, renoncé à la peine de mort (2).

---

(1) Rabelais les comparait à des évêques aériens qui bénissaient la foule avec
leurs pieds.

(2) Nous devons cette note à l'intéressant travail du Dr G.-H. Berndt intitulé :
Krankheit oder Verbrechen ? Leipzig.

STATISTIQUE

Les statistiques nous prouvent que. dans presque tous les pays, la pendaison est le genre de suicide le plus fréquent, exception faite pour l'Italie, d'après Tourdes, la noyade y tenant le premier rang. En France (1), de 1876 à 1880, la moyenne a été de 2.686. A Lyon (2), le tiers des suicides est dû à la pendaison qui donne 32,6 p. 100.

En Bohême, et à Prague (3) en particulier, la statistique officielle nous apprend que les suicides ont doublé en huit ans. En 1871, ils s'élevaient à 551 et, en 1878, on en comptait 1.157. Le suicide le plus fréquent est la pendaison, comme on peut le voir par les chiffres suivants : pendaison, 559 cas ; noyade, 266 cas ; armes à feu, 203 cas.

De même, dans les colonies, dit le Dr G.-C. Pellereau (4) (à l'île Maurice), la pendaison est le moyen le plus fréquemment employé par ceux qui mettent fin à leurs jours.

Si bien que, sur une population de 60.000 habitants à Port-Louis, capitale de l'île Maurice, le nombre en est arrivé à 50 en l'espace de cinq ans. Chez nous, pour ce qui concerne Bucarest, il semble, à première vue, que les choses ne se passent pas ainsi. Dans un travail paru en 1895 sur les suicides à Bucarest, le Dr Nédelco nous apprend que, parmi les moyens de suicide, la pendaison ne vient qu'en troisième rang. D'après sa statistique, que nous reproduisons ici et qui comprend une période

(1) COUTAGNE, *Archives d'anthropologie criminelle*, n° 1, 1886.
(2) LACASSAGNE : Les suicides à Lyon, *Archives d'anthropologie criminelle*, 1886.
(3) *Berlin. klin. Wochenschr.*, n° 6, p. 86, 9 février 1880.
(4) Dr G.-C. PELLEREAU : De la pendaison dans les pays chauds, *Annales d'hygiène et de médecine légale*, n° 16, série III, 1896, vol. XI.   2

de dix ans (1884-1894), nous trouvons que les suicides par les armes à feu et le poison sont beaucoup plus fréquents que ceux par la pendaison.

	Hommes	Femmes
1° Armes à feu	120	8
2° Poison	46	71
3° Pendaison	44	17
4° Instruments perforants et coupants	33	2
5° Sous les roues d'un train	8	2
6° Par les fenêtres	8	
7° Noyade	2	2
8° Asphyxie par le charbon	3	1
9° Moyens divers ou non mentionnés	3	2
Total	267	105

Pour les suicides dans les rangs de l'armée, pendant la même période, le Dr Nédelco nous apprend que là aussi la pendaison occupe la troisième place, comme on va le voir.

Suicides par arme à feu	36
Défenestration ou précipitation	7
Pendaison	5
Empoisonnement	4
Non précisés	4
Total	56

Les résultats statistiques les plus récents que nous ayons pu faire, pendant une période de douze années (1891-1902), d'après les registres de l'Institut médico-légal et dont nous garantissons l'exactitude, prouvent qu'à Bucarest, comme dans les autres pays, la pendaison est le moyen le plus fréquent de suicide ainsi qu'on pourra le voir, pour chaque année, dans le tableau suivant :

TABLEAU DES SUICIDES DE 1891 A 1902

MOYENS	1891		1892		1893		1894		1895		1896		1897		1898		1899		1900		1901		1902		Total
	H.	F.	H.	F.	H.	F.	H.	F.	H.	F.	H.	F.	H.	F.	H.	F.	H.	F.	H.	F.	H.	F.	H.	F.	
Pendaison	3	2	12	1	10	2	1	4	4	4	6	1	7	4	8	2	12	1	10	1	17	4	15	5	136
Armes à feu	6	—	12	1	7	—	13	2	5	2	10	1	5	—	6	—	13	2	10	—	7	1	6	1	110
Chemin de fer	—	—	1	—	2	—	2	—	3	—	—	—	1	—	—	1	—	—	—	1	2	—	—	—	13
Tramway	—	—	—	—	—	—	—	—	—	—	—	—	1	—	—	—	—	—	—	—	—	—	—	—	1
Instruments perforants	2	—	—	—	3	—	4	—	1	—	1	—	—	1	—	—	1	—	1	—	—	—	—	—	14
Noyade	—	—	—	—	—	—	—	1	—	—	—	1	—	—	3	2	—	—	—	2	2	1	1	—	13
Chute dans un puits	—	—	—	—	—	—	—	—	—	—	—	1	—	—	—	—	1	1	—	—	—	—	—	—	3
Chute d'une hauteur	—	—	—	—	—	—	1	—	—	—	—	—	—	—	—	—	—	—	—	1	—	—	—	—	2
Brûlure de vitriol	—	—	—	—	—	—	—	—	—	—	—	1	—	—	1	—	—	—	—	—	—	—	—	—	2
Phosphore	—	1	1	4	—	1	—	—	—	—	1	—	—	—	2	—	—	—	3	2	1	—	—	—	16
Oxyde de carbone	—	—	1	—	—	—	—	—	—	—	1	1	1	—	—	—	2	1	—	—	—	—	2	1	10
Acide phénique	—	—	—	—	1	2	1	—	—	1	2	3	1	—	2	—	—	—	—	—	—	1	—	1	15
Essence de vinaigre	—	—	—	—	—	—	—	—	—	—	—	—	—	—	—	3	—	3	—	3	—	1	2	2	14
Ammoniaque	—	—	—	—	—	—	1	—	1	—	—	—	—	—	—	—	—	—	—	—	—	—	—	—	2
Acide sulfurique	—	—	1	1	—	—	—	—	—	—	—	—	—	—	—	—	—	—	—	—	—	—	—	—	2
Bichlorure de mercure	—	—	—	1	1	1	—	—	—	—	—	—	—	—	—	1	1	1	—	—	—	—	—	—	6
Cyanure de potassium	—	—	—	1	—	—	—	—	—	—	—	—	—	—	—	1	1	—	—	1	—	—	—	—	4
Arsenic	—	—	—	—	—	1	1	—	—	—	—	—	—	—	2	—	1	—	—	1	—	—	—	1	7
Acide azotique	—	—	—	—	—	—	—	—	—	—	—	—	—	—	1	—	—	—	—	—	—	—	—	—	1
Morphine	1	—	—	—	—	—	—	—	—	—	—	—	1	—	—	—	—	—	—	1	—	—	—	—	3
Sublimé corrosif	—	—	—	—	—	—	—	—	—	—	1	—	—	—	—	—	—	—	—	—	1	—	—	—	2
Sulfate de cuivre	—	—	—	—	—	—	—	—	—	—	—	—	—	—	—	—	1	1	—	—	—	—	—	—	2
Laudanum	—	—	—	—	—	—	—	—	—	—	—	—	—	—	—	—	—	—	—	—	—	—	—	1	1
	12	3	28	9	24	7	24	7	14	7	22	9	17	5	25	10	33	10	24	13	30	8	26	12	379

(Les lignes de « Phosphore » à « Laudanum » sont regroupées sous l'accolade « Empoisonnement par : ».)

Nota. — H. = Hommes. F. = Femmes.

Diagramme (1884-1894)

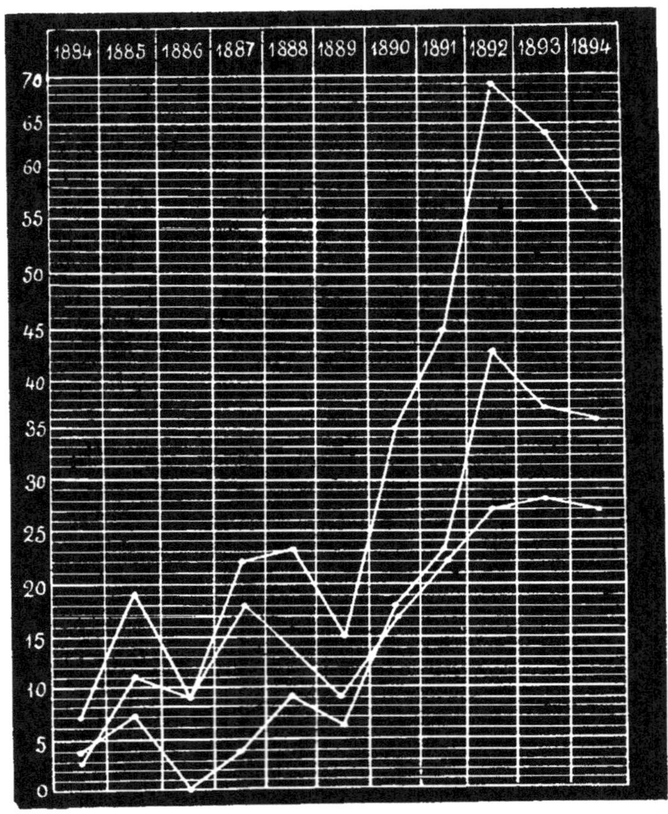

Diagramme (1891-1902)

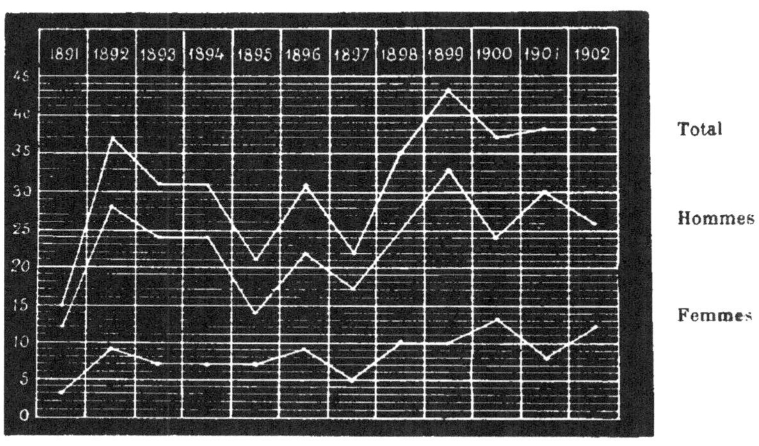

Nous ne pouvons attribuer cette différence entre la statistique du Dr Nédelco et la nôtre qu'aux nombreuses difficultés qu'il a rencontrées pour réunir ces données ainsi qu'à l'absence d'une statistique régulière et rigoureuse. Il est tout naturel que, malgré toute la peine qu'il s'est donnée, le résultat ne soit que relatif pour une époque remontant déjà à dix-huit ans, alors que le service de la statistique n'existait que très imparfaitement. C'est ce que l'auteur avoue lui-même dans sa préface, quand il dit : « Mais pour cette courte période d'années les données que j'ai pu recueillir sont bien insuffisantes, tant au point de vue du nombre des suicides qu'aux circonstances de leur perpétration. Beaucoup de cas de suicide ne sont pas enregistrés ou, s'ils le sont, c'est sous d'autres dénominations. comme : crime, étranglement, accident, etc. Beaucoup de dossiers relatifs aux suicides manquent dans les archives du parquet parce qu'ils sont portés dans d'autres sections ; dans quelques-uns de ces dossiers. les procès-verbaux manquent ou sont rédigés de telle manière que je n'ai pu en extraire que fort peu les données ; souvent même, on disait qu'un tel s'est suicidé sans préciser la date et le lieu du suicide et, parfois, *on ne mentionnait même pas le moyen de suicide.* »

Notre Institut médico-légal étant doté d'une des meilleures organisations, jamais un suicide n'est laissé sans être enregistré puisque tous ces cadavres sont conduits à l'Institut et, si quelques-uns sont laissés à leur domicile, leur enterrement ne peut se faire qu'après l'avis du directeur de l'Institut. Si nous mentionnons ce détail, ce n'est que pour prouver que, grâce à cette organisation, notre statistique est aussi exacte que possible au point de vue de la pendaison aussi bien que des suicides en général.

Dès maintenant, je dois avouer que le nombre de 136 pendus qui figure en tête du tableau des suicides en général correspond seulement au nombre des cadavres apportés à notre Institut et sur lesquels j'ai pu recueillir les données statistiques les plus positives.

Par conséquent, il ne faudrait pas croire que le nombre des cas de pendaison à Bucarest pour une période de douze années n'ait été que de 136. Il s'élève à 172, et pour justifier ce deuxième nombre, je vais le partager en quatre groupes qui démontreront pour quelle raison je n'ai pu les comprendre dans la statistique complète :

Ainsi :

1º Individus morts par pendaison et conduits à l'Institut. 136
2º Individus morts par pendaison et qui n'y ont pas été apportés. . 19
3º Individus qui se sont pendus et qu'on a pu sauver 12
4º Individus qui ont tenté de se pendre 5

Total 172

On voit donc par là que chez nous, comme dans les autres pays, la pendaison est le moyen de suicide le plus fréquent; ensuite viennent les armes à feu, le poison et la noyade.

Nous commencerons par donner la statistique du premier groupe.

I. — *Individus morts par pendaison et qui ont été apportés
à notre Institut.*

Diagramme (1891-1902)

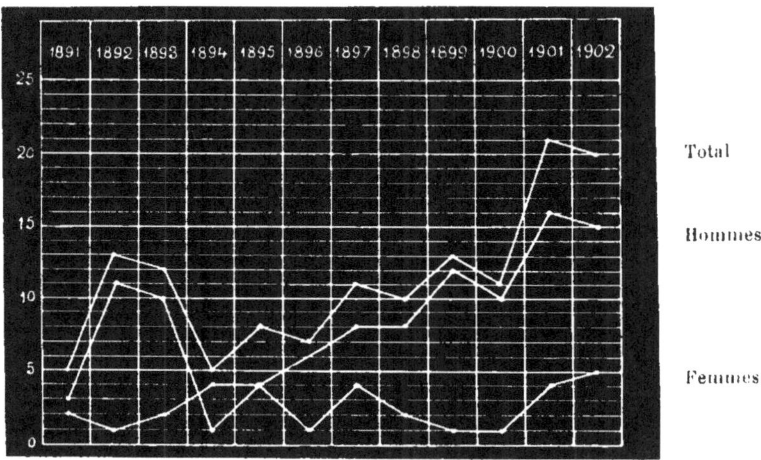

Classification d'après le sexe. — Parmi les deux sexes, ce
sont les hommes qui donnent le plus fort contingent de pendus.
Donc, en les partageant d'après le sexe, nous avons chaque
année :

	H.	F.	Total
En 1891	3	2	5
» 1892	12	1	13
» 1893	10	2	12
» 1894	1	1	2
» 1895	4	4	8
» 1896	6	1	7
» 1897	7	4	11
» 1898	8	2	10
» 1899	12	1	13
» 1900	10	1	11
» 1901	17	4	21
» 1902	15	5	20
Total	105	31	136

Il résulte donc que, pour 136 pendus, 105 sont des hommes et 31 sont des femmes, d'où nous concluons que le facteur ayant contribué à l'augmentation du nombre des pendus a eu une influence plus grande sur les hommes que sur les femmes. C'est du reste ce qui se passe dans les autres pays. Un caractère plus doux, moins violent par conséquent, l'amour et le soin des enfants, l'alcoolisme beaucoup moins développé chez la femme, tels sont, d'après nous, les motifs du petit nombre des suicides féminins. D'après les statistiques de l'étranger, dans les pays slaves, les femmes donnent un plus grand contingent; viennent ensuite : la France. l'Allemagne, l'Autriche-Hongrie, l'Angleterre. Chez nous, comme on le voit, les femmes comptent pour un quart dans le nombre des pendus. Dans les pays chauds, la pendaison est assez rare chez les femmes. Le Dr Pellereau dit qu'il n'a jamais vu une femme se pendre, action qui, dans les colonies et dans les autres pays, est ordinairement méprisée et à laquelle on préfère le poison ou la noyade. D'après le professeur Lacassagne, le nombre des hommes qui se pendent est cinq fois plus grand que celui des femmes.

Classification d'après l'âge. — Pour ce qui concerne la pendaison, elle a lieu au même âge que dans les suicides en général. Le plus grand nombre de cas de pendaison s'observe, aussi bien chez l'homme que chez la femme, entre quarante et cinquante ans. C'est ce qu'on peut voir plus bas.

	Hommes	Femmes	Total
Entre 10—20 ans	10	5	15
» 20—30 »	17	5	22
» 30—40 »	11	5	16
» 40—50 »	24	5	29
» 50—60 »	17	6	23
» 60—70 »	15	3	18
» 70—80 »	6	»	6
» 80—90 »	1	1	2
Ages inconnus	4	1	5
Total...	105	31	136

Diagramme

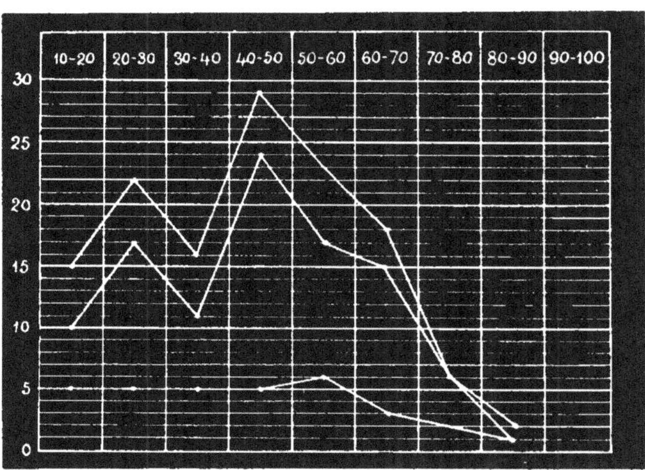

Le plus bas âge que nous ayons rencontré a été celui d'une fillette de treize ans et d'un apprenti cordonnier âgé de quatorze ans; cela ne veut pas dire que les enfants ne puissent se pendre ou se suicider et, cependant, cela nous paraît si curieux que nous pensons aussitôt à un crime. Chez nous, il est vrai, les suicides d'enfants sont fort rares. Le suicide chez les enfants, dit fort bien Legrand du Saulle, est le résultat d'une brusque résolution et d'une rapide exécution.

Souvent, pour une fâcherie, une réprimande ou une correction, ou un refus de faire suivant leurs caprices, ils mettent fin à leurs jours. Chez eux, il n'y a pas lutte antérieure : préméditation, raisonnement, réflexion manquent, l'idée de la mort ne leur donne aucune tristesse et leur sinistre projet, aussitôt conçu, est exécuté.

Si l'imitation contagieuse existe relativement à une foule d'actes ordinaires de la vie, à plus forte raison doit-on l'admettre dans les cas où les facultés mentales, intellectuelles, morales et affectives sont en jeu. La vue des scènes terribles s'imprime dans la mémoire des enfants qui, un beau jour, à la suite de contrariétés qui les leur rappellent, mettent fin à leurs jours.

Ainsi, la petite fille de treize ans dont j'ai parlé, ayant vu dans le voisinage une personne pendue, se serait ainsi exprimée : « Et moi aussi, je me pendrai. » Peu de temps après, en effet, à la suite d'une contrariété, elle se pendit à un arbre. L'apprenti, ayant été battu par son patron, se pendit à une table qui se trouvait dehors, dans la cour (voyez la figure 28).

Le professeur Hoffmann cite le cas d'une petite fille qui se pendit parce qu'un major, ami de sa famille, avait été mis en retrait d'emploi. Malgré cela, dans une communication faite par le Dr Themesson à la Société de médecine légale, il est dit, au sujet de la pendaison d'un enfant de treize ans : « C'est surtout chez les enfants qu'il faut penser à une pendaison accidentelle. »

D'après quelques auteurs, l'âge moyen, de quarante à cinquante ans, donnerait le plus grand contingent de suicides parce qu'après une lutte de tant d'années pour atteindre le but de la vie, l'homme désillusionné prend la vie en dégoût. D'après nous et la majorité des auteurs, ce qui contribuerait le plus à cette triste fin, ce serait de longues et incurables maladies, surtout les maladies mentales qui commencent à se manifester à cet âge. Chez nous, le plus grand âge est de cent ans.

Classification d'après l'état civil. — Tous les physiologistes et les philosophes sont aujourd'hui d'accord sur ce point que le mariage est l'état le plus favorable à la santé, à la moralité de l'homme et de la femme. Les bienfaits du mariage ont été reconnus et signalés par les médecins, les philosophes et les législateurs de tous les temps. Au contraire, le célibat a été considéré comme une injure à la nature, une tromperie pour la société, contribuant à la dépravation des mœurs, à la diminution des naissances, conséquemment à la dépopulation. On sait aujourd'hui qu'en fait de suicide, les célibataires sont les mieux disposés. La statistique de Prusse (1873-1875) nous montre ainsi le nombre des célibataires qui se sont suicidés :

	Célibataires	Mariés	Veufs	Divorcés
Hommes	240,45	233,38	826,38	3.870,69
Femmes	88 »	53,51	125,51	224,59

On voit que le nombre des **divorcés** dépasse de beaucoup le nombre des célibataires, mariés ou veufs.

Chez nous, d'après la statistique du Dr Nédelcu relativement à l'influence de l'état civil des suicidés, on voit la même chose.

	Hommes	Femmes
Célibataires	110	59
Mariés	63	25
Veufs	22	5
État civil non indiqué	72	16

Pour ce qui est du suicide par pendaison, notre statistique arrive au même résultat.

	Hommes	Femmes	Total
Mariés	35	7	42
Célibataires	60	20	80
Veufs	10	4	14
Total	105	31	136

Cela étant ainsi, nous avons un nombre de 80 individus célibataires et 14 veufs, chiffre assez fort vis-à-vis de celui de 42 pour les mariés.

La pendaison par rapport aux saisons. — Quant aux saisons pendant lesquelles les suicides se produisent le plus fréquemment, les statistiques des divers pays ne correspondent pas. Ainsi, chez certains peuples, c'est en hiver et, chez d'autres, c'est en été qu'ils sont le plus fréquents.

Certains auteurs ne veulent pas admettre l'influence du climat sur les suicides. Morselli (*Il Suicidio*, Milan, 1879) affirme que le suicide est plus fréquent au sud que dans la zone tempérée parce que celle-ci favorise beaucoup plus le développement de la civilisation.

De même pour la pendaison, elle ne correspond pas avec les données sur les suicides de ce genre dans les autres pays ni même chez nous. Ainsi les cas de mort par pendaison, dépendant des saisons, donnent, par ordre de fréquence :

Septembre, octobre, novembre	38
Mars, avril, mai	36
Juin, juillet, août	32
Décembre, janvier, février	30

ou :   Automne : 38 ; printemps : 36 ; été : 32 ; hiver : 30.

Quand, en France, l'ordre des mois pour les pendus est le
suivant :

Juillet, juin, mai, avril, mars, août, septembre, octobre,
janvier, février, novembre, décembre, chez nous il est ainsi :

Mai, septembre, juin, octobre, février, mars, janvier, avril,
juillet, décembre, août, novembre.

D'où nous déduisons que lorsque chez nous les suicides en
général sont bien plus fréquents au printemps, la pendaison a
lieu plus particulièrement en automne. Quand, en France, en
général le plus grand nombre de suicides se produit en été
(juin, juillet, août), à Lyon c'est pendant l'hiver (1).

Le tableau ci-joint nous donne une idée de la fréquence des
pendaisons par rapport aux mois.

Diagramme

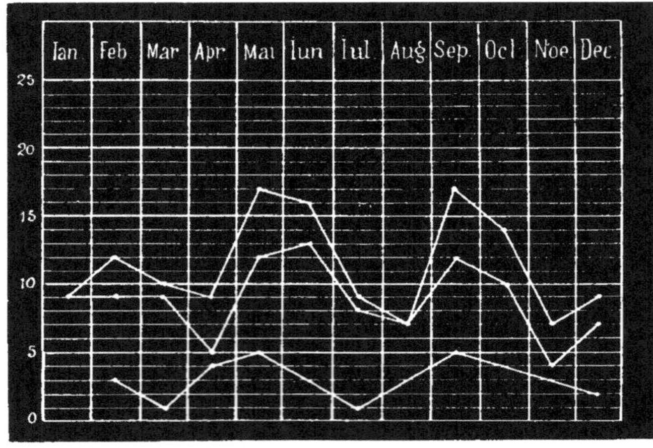

Classification d'après les professions. — Bien des auteurs
ont déjà signalé la difficulté d'une classification à ce point de
vue; jusque dans ces derniers temps, nous n'avions aucune
classification systématique des professions, d'où résultaient les
inconvénients signalés par les auteurs et entre autres celui de

(1) LACASSAGNE : Les suicides à Lyon, *Archives d'anthropologie criminell*
1896, vol. XI, p. 273.

voir les patrons, les ouvriers et les fonctionnaires mélangés dans le même groupe sans avoir égard à la richesse, à la vie plus ou moins heureuse des membres de ce groupe.

Parmi les auteurs, les uns partagent les professions en neuf groupes quand d'autres n'en veulent avoir que six. En face de cette difficulté, et en ce qui concerne la pendaison, nous aurons une classification d'après la profession qu'avait l'individu quand il s'est pendu. Ainsi :

	Hommes	Femmes	Total
Sans profession	18	5	23
Serviteurs	8	11	19
Ménagères	—	11	11
Cordonniers	10	—	10
Travailleurs	9	—	9
Commerçants	9	—	9
Fonctionnaires	7	—	7
Menuisiers	7	—	7
Boulangers	4	—	4
Maçons	2	—	2
Peintres en bâtiment	3	—	3
Cochers	3	—	3
Mendiants	1	1	2
Courtiers	1	1	2
Tonneliers	1	—	1
Charretiers	1	—	1
Porteurs d'eau	1		1
Marchands de broya (boisson)	1	—	1
Chanteurs	2	—	2
Médecins	1	—	1
Rentiers	2	—	2
Cuisiniers	—	1	1
Plâtriers	1	1	2
Chapeliers	1	—	1
Coiffeurs	1	—	1
Carrossiers	1	—	1
Instituteurs	1	—	1
Élèves	1	—	1
Fourreurs	2	—	2
Lampistes	1	—	1
Astrologues	1	—	1
Taillandiers	2	—	2
Tailleurs	1	—	1
Remouleurs	1	—	1
Total	105	31	136

Il est évident que nous ne sommes pas du tout certain de cette classification et que nous ne pensons pas un seul instant à en tirer la moindre conclusion parce qu'il se peut très bien qu'un individu, pendant le cours de son existence, ait passé d'un métier à un autre. En outre, la profession n'est nullement une cause déterminante dans l'augmentation du nombre des pendus, bien au contraire, puisqu'il résulte de notre statistique que le plus grand nombre des pendus est celui des hommes sans profession.

Classification d'après la nationalité. — Parmi toutes les données statistiques que nous avons eues jusqu'à présent par rapport à la pendaison, la plus intéressante et celle d'où nous pouvons tirer une conclusion assez convaincante au sujet de Bucarest, et en général de la Roumanie, c'est bien celle des nationalités. En classifiant le nombre des pendaisons, nous avons :

	Hommes	Femmes	Total
Hongrois.	39	9	48
Roumains	19	14	33 (1)
Roumains de Transylvanie.	14	4	18
Israélites.	17	2	19
Allemands	6	1	7
Russes.	1	—	1
Albanais	1	—	1
Bulgares	1	1	2
Italiens	2	—	2
Tziganes.	2	—	2
Inconnus.	3	—	3
	105	31	136

De cette classification, concluons donc :

Les Hongrois sont ceux, comme nationalité, donnant le plus fort contingent de pendus ; car, si nous ajoutons à leur nombre les 18 Roumains de Transylvanie, nous avons un chiffre de 66, dépassant de moitié celui des Roumains. Il est possible

(1) Il faut remarquer, pour le chiffre de 33 indiqué pour les Roumains, que beaucoup de Roumains de la Transylvanie ont été mêlés à ce nombre pour la bonne raison que les registres n'ont pas toujours mentionné le lieu de leur naissance. Il en résulte que le chiffre des Roumains a été augmenté.

que cela résulte de ce que, de nos jours encore, la pendaison
est une peine afflictive en Hongrie.

Le nombre des Roumains par rapport aux étrangers est
fort restreint. En effet, sur 136 pendus, nous avons 33 Roumains et 103 étrangers et nous voyons que les Roumains ne
forment que le quart du nombre des pendus.

Pour Bucarest, c'est un tout petit chiffre. Bucarest, qui
d'après le recensement de 1899, compte 282.071 habitants,
n'a eu que 136 entrées à la Morgue, soit 0,48 p. 100 et, pour
un total de 172 pendus, nous avons 1 p. 100 de 0,58 p. 100 ou,
approximativement, un individu pour 2.000 habitants.

Chez nous, la mort par la pendaison n'existant plus depuis
1821, nous pouvons dire que ce genre de suicide n'entre pas
dans nos habitudes. En outre, quand, dans les autres pays, la
pendaison est très fréquente à la campagne, chez nous, au contraire, elle est fort rare. Rarement le paysan roumain met fin
à ses jours par la pendaison et, si cela arrive, ce n'est que chez
des individus atteints de maladies chroniques comme la pellagre (unique cas observé chez une femme de l'hôpital Philan-
thropique) et l'alcoolisme. Au contraire, chez nous, c'est à la
ville que le nombre des pendus est le plus grand. Là, en effet·
nous trouvons des individus qui, manquant de moyens d'existence, ont choisi la pendaison comme moyen de suicide. Donc,
les villes offrent de plus nombreuses causes déterminantes de
la pendaison.

CAUSES DE LA PENDAISON

Le choix des moyens de suicide est ordinairement basé, d'abord, sur la certitude de leur action et, ensuite. sur le peu de durée des douleurs qu'on doit ressentir.

Il n'y a pas de moyen de suicide plus rapide avec aussi peu de chances de salut que la pendaison. et c'est ce qui est prouvé par le nombre plus grand de pendus dépassant de beaucoup la moyenne des autres genres de suicide. En outre. c'est un moyen peu coûteux. plus discret. plus rapide comme exécution et toujours à la portée de n'importe qui.

Dans notre tableau des professions. nous avons vu que le plus fort contingent de suicides est fourni par le bas peuple, par la population pauvre et dépourvue de culture. Ainsi se trouve expliquée la raison pour laquelle la classe pauvre emploie de préférence ce moyen. Je pourrais même dire que la pendaison constitue, au moins parmi nous. l'unique moyen de suicide de cette classe sociale. L'étude des causes de la pendaison démontre que ce moyen de suicide est dû le plus souvent à un déséquilibre cérébral dont il est facile de constater l'origine, dans les classes sociales, par l'augmentation des besoins, l'incapacité pour accomplir ses devoirs, les chagrins, l'imitation et surtout l'alcoolisme qui. plus que jamais, exige une thérapeutique sociale.

La corrélation entre le motif et le suicide ne révèle pas toujours le libre arbitre.

Si un motif est assez puissant, assez décisif pour amener quelqu'un au suicide, il devient. de par sa loi physiologique, la cause nécessaire d'un effet naturel et la conscience ne peut être soustraite à cette loi de la causalité imposée par des influences extérieures. A ces causes nécessaires, ajoutons l'état cérébral pathologique et anormal qui, sans l'intervention de la volonté, détermine au suicide (Morselli) (1).

Les personnes qui ont des idées de suicide sentent une agitation dans leur état organo-psychique. Suivant l'intensité et la rapidité de la circulation du sang, suivant l'irritabilité de leur système nerveux à un moment donné, si ces personnes ne trouvent pas un moyen quelconque de soulagement, comme la venue d'une personne qui veut leur parler, ou leur donner des conseils, qui, enfin, les amène à un changement dans cet état d'agitation, le suicide est préféré comme moyen de mettre un terme à un tel état. Que de fois n'a-t-on pas vu les personnes hantées par des idées de suicide en reculer l'exécution soit parce qu'elles ne disposaient pas des moyens nécessaires pour acheter ce qu'il faut pour se procurer la mort, soit par d'autres circonstances, comme une distance trop longue à parcourir pour aller se noyer, soit, enfin, parce qu'en route elles ont rencontré un ami et, finalement, ont renoncé à leur idée? Si pauvre que soit un homme, il a toujours, dans ses vêtements mêmes, de quoi se pendre, le plus petit morceau d'habit peut lui suffire.

Dans le tableau relatif aux objets ayant servi à la pendaison, on peut voir combien ils sont curieux et variés.

Les causes de la pendaison, qui constituent une étude de pathologie sociale, sont fort variées et multiples. Elles se confondent avec celles qui déterminent la généralité des suicides, une des maladies les plus graves de notre état social, paraissant prouver une crise d'éréthisme nerveux de notre époque.

Enfin, la pendaison est le moyen de suicide qui paraît avoir été trouvé pour servir aux alcooliques, aux aliénés et en général à toutes les personnes d'une intelligence bornée, ce qui est surabondamment prouvé par notre statistique. Du reste, la simplicité du procédé et la rapidité de la mort justifient cette préférence.

1) Morselli : *Il Suicidio*, 1 vol., Milan, 1879.

Les causes de la pendaison, suivant leur fréquence chez nous, ont été les suivantes :

Alcoolisme	25
Aliénation	20
Misère	15
Maladies chroniques	11
Disputes familiales	4
Passions	3
Perte de procès	2
Tristesse	2
Dettes	1
Manque de protection	1
Manque de travail	2
Motifs inconnus	52

D'après ce tableau, on peut voir que les quatre premières causes sont suffisantes pour démontrer un état d'exaltation. de congestion cérébrale qui ne saurait être normal bien que nous n'excluions pas la possibilité d'un suicide raisonné. Si le chiffre de 52, le dernier, paraît quelque peu considérable, cela ne peut être imputé qu'à notre franchise scrupuleuse qui nous a poussé à mettre sous cette rubrique les causes qui nous avaient paru suspectes. Les motifs ayant poussé à la pendaison n'ont pas toujours été seuls pour tous les cas. Dans notre tableau, la classification est basée sur les lettres des pendus et presque toujours sur le témoignage de ceux que nous avons trouvés en mesure de nous faire connaître les vrais motifs. Il n'en est pas moins vrai que la difficulté d'une pareille classification provient de ce que les parents du suicidé ont souvent un intérêt quelconque à le cacher et disent tout autre chose que la vérité.

Alcoolisme. — D'après la statistique précédente, il est clair que l'alcoolisme tient le premier rang, et avec raison puisque nous avons vu que tous ceux qui se sont suicidés par la pendaison appartenaient seulement à la basse classe dans laquelle l'alcoolisme est le plus enraciné.

L'empoisonnement par l'alcool, observé déjà dans l'antiquité chez presque tous les peuples, constitue pour notre époque un des plus grands périls sociaux et nous pourrions dire que nulle cause ne contribue plus que celle-là à la folie. C'est ce dont, personnellement, j'ai pu me convaincre et ce qui

m'a été affirmé par le professeur Magnan pendant que j'étais dans son service
d'aliénés où, sur 100 fous, 60 à 70 étaient alcooliques. L'abus quotidien de
l'alcool provoque des troubles si profonds dans l'organisme qu'il le change
complètement et la constitution physiologique devient la proie d'hallucinations du côté de la vue et de l'ouïe.

On sait que l'intoxication alcoolique, suivant son degré d'intensité, donne
naissance à de singuliers phénomènes morbides, surtout au point de vue du
système nerveux, et qu'elle produit plusieurs espèces de folie. A la longue,
elle altère les viscères de l'organisme et crée par là un état permanent
maladif des facultés psychiques qui se modifient et engendrent le dégoût de la
vie, la faiblesse de la volonté, l'inattention dans les affaires, la persistance
du vice de l'ivrognerie et, dès lors, rien n'est plus fréquent, à la suite d'un
excès alcoolique, que la funeste idée du suicide. Sous l'influence de ce
terrible toxique, pendant un certain temps, les idées perssimistes
commencent à se manifester, les hallucinations harcèlent, l'épouvante
fatigue, et le malheureux alcoolique est poussé, par une impulsion inconnue
de son entourage, à la conduite la plus extravagante et le plus en contradiction avec ses habitudes. Dans chaque homme, il voit un ennemi, chaque
parole est pour lui une insulte, à chaque changement de temps, il change
de caractère et cherche chicane à tous, il est sans cesse irrité, désespéré et
prêt à frapper n'importe qui et lui-même à l'occasion. La première observation nous en donne une idée. A la mobilité des pensées et des sentiments,
l'alcoolique ajoute la rapidité des décisions et de l'exécution. Il se décide, en
effet, très vite, sans réflexion, sans jugement et prend une décision qui est
aussitôt exécutée. La perte temporaire de son intelligence et le trouble de
l'ivrognerie ne lui permettent pas de se soustraire au danger ou d'implorer
un secours. C'est ainsi que s'explique son suicide. En outre, l'alcoolisme
laisse l'individu sans défense au milieu de la société humaine qui, ignorant
sa faiblesse ou la folie dont il est atteint, le prend et le broie dans son
engrenage comme cela arrive pour les rouages d'une machine (Bacle).

Les observations qui vont suivre et qui sont extraites des dossiers de
l'Institut, pour la pendaison, nous donneront une idée des victimes de
l'alcoolisme.

1re OBSERVATION. — *Suicide par pendaison* (dos. 125, du 23 avril 1897).

La femme du suicidé nous déclare :

« Je suis en ménage avec lui depuis 1852, temps pendant lequel j'ai eu trois
enfants, deux filles et un garçon, tous décédés. Pendant tout ce temps, la
vie a été des plus malheureuses parce que j'étais toujours battue et obligée
de quitter la maison et d'aller me réfugier chez mes locataires et chez mes
voisins, et tout cela parce que c'était un ivrogne. Le jour de son suicide, il
est venu ivre à 8 heures du soir ; nous avons mangé ensemble ; à table, il
a bu un demi-litre de vin, puis il s'est mis à m'injurier en me menaçant de

me tuer, de se suicider ensuite par la pendaison ou par le poison des allumettes. Du reste, c'était la même menace qu'il proférait quand il était ivre. De peur je me suis réfugiée chez ma locataire, Anna Jon, et je l'ai laissé seul. Un quart d'heure après, j'ai envoyé cette femme pour voir ce que faisait mon mari et s'il s'était couché. La femme partit, regarda par la fenêtre et retourna vite en me disant qu'il s'était pendu. »

Le témoin déclare :

« Tout à l'heure, vers huit heures et demie, le décédé est revenu ivre à la maison où il a pris son repas avec sa femme après m'avoir priée de lui chercher un litre de vin. A mon retour, il m'a invitée à sa table. Là, il a commencé à injurier sa femme et, prenant une bouteille à sa portée, il a voulu frapper cette malheureuse. Je l'ai pris par la main et je l'en ai empêché ; puis je suis partie pour me mettre au lit. Une demi-heure après, sa femme frappait à la porte et me priait de la lui ouvrir parce que son mari voulait la tuer. J'ai ouvert. Après un quart d'heure, elle m'a priée d'aller voir ce que faisait son mari et alors, regardant par la fenêtre, je l'ai vu une courroie au cou et les mains tenant encore la courroie près du nœud. Je me suis hâtée d'aller le dire à sa femme. »

2ᵉ OBSERVATION. — *Suicide par pendaison* (dos. 118, du 30 janvier 1899) I. G., quarante-huit ans, Saxon, marié, cordonnier.

Sa femme déclare :

« Pendant toute la semaine qui a précédé sa fatale résolution, *il était ivre et avait des accès de furie. Sa vue s'était affaiblie :* c'est pourquoi, depuis quelque temps, il avait cessé son travail. »

3ᵉ OBSERVATION. — *Suicide par pendaison* dos. 117, du 13 août 1899. S. D., Roumain, marié, manouvrier.

Sa propriétaire déclare :

« Il a été mon locataire pendant sept ou huit ans. Il y a trois ans encore, il possédait un cheval et une voiture pour son commerce ambulant de farine de maïs. Depuis qu'il a vendu son cheval et sa charrette, il ne fait aucun commerce et il travaille à la journée où il peut trouver.

« Il n'était pas malade ; mais en échange *il était ivrogne :* c'est pourquoi il marchait souvent inconsciemment et hier, surtout, *il est allé toute la journée en état d'ivresse.* »

4ᵉ OBSERVATION. — *Suicide par pendaison* dos. 193, du 3 septembre 1899). N. V., quarante ans, Hongrois, marié, tonnelier.

Sa femme déclare :

« Mariés depuis seize ans, nous avons une fille de huit ans. Nous sommes pauvres. Nous sommes en Roumanie depuis huit ans. J'étais servante et lui tonnelier. Mon mari était sain ; mais il avait *le vice de l'ivrognerie*, cause perpétuelle de nos disputes. »

5e Observation. — *Suicide par pendaison* (dos. 151, du 14 juillet 1902). S. Po., trente-quatre ans, Hongrois, marié, cordonnier.

Sa sœur nous déclare :

« Mon frère, S. B., est marié depuis douze ans avec Sara B., dont il a eu trois enfants. Ma belle-sœur (l'épouse du suicidé), le 8 juillet dernier, est entrée comme servante chez Mme P., avec laquelle elle est partie le même jour aux bains de Govora où elle se trouve encore, contrainte et forcée parce que le métier de mon frère ne pouvait suffire aux charges de la famille et ces charges sont lourdes. Au départ de ma belle-sœur Sara, il n'y a pas eu de dispute et son mari l'a même conduite à la gare. Les enfants sont restés avec lui à la maison. Pendant leur mariage, ils ont vécu en bonne harmonie ; cependant, de temps en temps, il y avait quelques contrariétés, parce que *mon frère aimait la boisson, il venait ivre à la maison et il dépensait pour cela au delà de ses moyens*. Depuis le départ de sa femme jusqu'à aujourd'hui, *il est sorti toute la journée en état d'ivresse*. »

6e Observation. — *Suicide par pendaison* (dos. 164, du 28 juillet 1902). B. P., Roumain, cinquante-deux ans, marié, cabaretier.

Sa femme nous dit :

« Nous sommes mariés depuis vingt-deux ans, nous avons eu une vie paisible et quatre enfants. » Au sujet des causes qui l'ont déterminé à se pendre, elle croit que, depuis le temps qu'il était sans occupation, il parlait de mettre fin à ses jours et même, il y a deux semaines, elle avait été réveillée de son sommeil par son mari qui lui avait dit être malade parce qu'il avait voulu se pendre, la corde s'était cassée. « Je l'ai réprimandé à ce sujet ; mais, le lendemain matin, quand je me suis levée, j'ai vu, autour de son cou, les traces de la corde. De honte, je n'ai rien dit à personne. »

Son frère, en outre, nous déclare : « Le pendu est mon frère aîné, je le sais inconstant. A chaque entreprise qu'il a essayée, je l'ai aidé matériellement ; mais quoi qu'il ait voulu faire, rien n'a réussi parce *qu'il avait le vice de la boisson et des femmes*. »

Folie. — La folie est un état d'esprit dans lequel la véritable appréciation des faits se succédant dans la conscience devient tout à fait impossible. Beaucoup de pendaisons, dit le professeur Soutzo, sont l'effet de troubles pathologiques du cerveau à l'état latent ou non diagnostiqués. Tous les aliénés ont une tendance au suicide.

Illusions des sens, hallucinations intellectuelles, époques critiques, pellagre, hérédité, hypocondrie et hystérie, parmi toutes leurs manifestations extérieures, nous présentent ce phénomène.

Le suicide s'impose si impérieusement que toute surveillance devient inutile. La pendaison est fréquente dans les asiles d'aliénés. La folie pervertit le jugement du patient dans le sens de sa nature. Tel événement nous impressionne d'une manière différente suivant notre caractère triste ou gai, suivant que nous l'envisageons avec peine ou avec joie. C'est un trouble des centres nerveux (organes spéciaux de l'intelligence), produisant des désordres dans l'esprit, dans les sentiments ou dans les actes, ensemble ou séparément, à un degré ou d'une manière suffisante pour que l'individu devienne incapable des relations ordinaires de la vie.

Dans un tel état, nous pouvons comprendre pourquoi les aliénés attentent si souvent à leur vie.

Quand, en effet, nous examinons les cartes des individus atteints d'aliénation mentale, une chose nous surprend : la diminution ou l'exagération morbide de leur volonté. Les idées fixes et obsédantes apparaissent brusques dans la conscience sans aucune intervention de la volonté et mettent conséquemment obstacle au développement et à l'évolution des autres idées. Parfois, le malade se trouve subitement en face du souvenir de l'idée de suicide et, pour peu que les circonstances extérieures correspondent à sa volonté pervertie, il la met en pratique.

D'après notre tableau, on voit quel contingent assez fort forment les aliénés. Les observations suivantes, prises parmi vingt remarques, prouvent qu'au moment où il s'est pendu, l'individu était fou.

1re Observation. — *Suicide par pendaison* (dos. 160, du 1er septembre 1895). M., Roumaine, soixante-deux ans, mariée.

Dans le procès-verbal du commissaire, son mari déclare :

« Ma femme, M., avec laquelle je vis depuis vingt ans, souffre depuis longtemps d'une maladie nerveuse avec manie du suicide ; c'est pourquoi j'avais pris soin de cacher tout instrument tranchant. »

2e Observation. — *Suicide par pendaison* (dos. du 3 mai 1896).

Du procès-verbal du commissaire :

« Voulant constater l'identité de l'individu, je l'ai fouillé et j'ai trouvé, dans un paquet qui était par terre au pied de l'arbre où il s'était pendu, une poésie intitulée : « Pardon », en date du 30 avril dernier, et une lettre portant comme suscription : « Déclaration », en date d'aujourd'hui et dans laquelle il déclare se nommer I. D., né à Bucarest, rue de la Justice, n° .... âgé de quarante-neuf ans, ancien chantre à l'église de Popa-Tatu et à celle de la rue de la Chaise, *que la vie lui est à charge et qu'il maudit un archiprêtre qui l'a poussé à ce suicide.*

3e Observation. — *Suicide par pendaison* (dos. du 15 novembre 1897). M. M., quarante-cinq ans, Roumaine.

Elle était en traitement à l'hospice d'aliénés de Marcoutsa. Voici ce qu'il en est dit quand son cadavre fut transporté à l'Institut :

« La nommée M. M., âgée de quarante-cinq ans, souffrait depuis 1896 de mélancolie profonde et d'impulsions irrésistibles. Au commencement de juin 1897, chez elle, à la suite de ces impulsions, elle a tué un de ses enfants, âgé de onze ans, en l'étranglant. Admise à l'hospice et malgré toutes les méthodes employées, la maladie n'a pas cédé et la patiente, ayant refusé toute espèce de nourriture, a dû être alimentée artificiellement. » (D⟨r⟩ Obregea.)

4ᵉ Observation. — *Suicide par pendaison* (dos. 133, du 8 juin 1899). S. B., Hongrois, trente ans, célibataire, manouvrier.

Le procès-verbal du commissaire relatant la déposition du frère du suicidé déclare que, depuis une année et demie, il était atteint d'*aliénation mentale*.

5ᵉ Observation. — *Suicide par pendaison* (dos. 199, du 11 septembre 1899). E. T., trente-huit ans, Roumaine, célibataire, institutrice.

L'interne de l'institut du D⟨r⟩ Soutza, chez lequel la patiente a été internée, déclare qu'elle souffrait de *mélancolie furieuse*.

6ᵉ Observation. — *Suicide par pendaison* (dos. 292, du 26 décembre 1899). P. T., seize ans, Roumain, commis de magasin.

Un de ses collègues déclare au commissaire :

« Je ne sais pourquoi il s'est suicidé, souvent je lui ai entendu dire qu'*il avait un cœur méchant* et que, à Braïla *il avait voulu se fusiller*. Quand je lui demandais la raison de tout cela, il me répondait que *lui-même* ne le savait pas ; mais que *cela lui venait de temps en temps*. »

7ᵉ Observation. — *Suicide par pendaison* (dos. 272, de septembre 1901). D. J. B., trente-quatre ans, Roumaine, mariée, ménagère.

Son mari déclare au commissaire :

« Depuis le printemps dernier, à la suite de l'opération faite par le D⟨r⟩ Lo, elle est restée avec des douleurs internes tellement aiguës que j'ai dû l'interner à l'hôpital Pantélimon où elle est restée jusqu'au 16 courant pour revenir à la maison. Pendant tout le temps qu'elle est restée chez moi avant son internement à Pantélimon, elle était devenue *d'une rare violence, à ce point qu'elle m'a lancé une lampe allumée ; une autre fois, c'est avec un couteau qu'elle s'est élancée sur moi ; souvent, ce sont les assiettes qui ont volé à travers les vitres. Elle a même battu sa mère qui était venue de Calimanesti pour la voir.* »

8ᵉ Observation. — *Suicide par pendaison* (dos. 162, du 27 juillet 1902). S. H., soixante-trois ans, Hongrois, marié, peintre en bâtiment.

Sa femme déclare :

« Mon mari, depuis que nous avons perdu, il y a six ans, un fils faisant ses études de droit à Vienne, a commencé à se sentir troublé.

« Il parlait seul ou à son fils, qu'il croyait voir et qu'il voulait suivre. Il sortait de la ville parce que, disait-il, son fils l'attendait. Ensuite, il exprimait son dégoût pour une vie dont il ne savait que faire. »

9° OBSERVATION. — *Suicide par pendaison* (dos. 197, du 10 septembre 1902). C. F., Autrichien, quarante-six ans, veuf, musicien.

Dans le procès-verbal, nous lisons : « Depuis près de six ans, il était tombé dans un état de somnolence et il souffrait de douleurs de tête. *Il était atteint d'aliénation mentale*, sa mémoire était perdue et il ne répondait rien aux questions qui lui étaient faites. Depuis cinq mois, sa femme est morte et dès lors son état a empiré. Il a même déclaré que, puisqu'elle était morte, qu'avait-il besoin de vivre? »

10° OBSERVATION. — *Suicide par pendaison* (section 49, télégramme 556, à qui de droit).

« A cinq heures et demie, on a trouvé pendu dans le grenier de sa maison, rue Popa-Tatou, M. V. G. D., avocat, qui, depuis quelque temps, *donnait des signes d'aliénation mentale.* »

11° OBSERVATION. — *Suicide par pendaison* (section 23, télégramme 1901, à qui de droit).

« A dix heures du matin, dans la rue Popa-Tatou, on a trouvé, pendu à son lit, le négociant I. C., marié, et des recherches faites, il est résulté qu'il souffrait d'*aliénation mentale.* »

12° OBSERVATION. — *Suicide par pendaison* (section 5, télégramme 2487, 4 mai 1900, à qui de droit).

« A sept heures, on a trouvé, dans les commodités de la maison de la rue Charles, le sieur C. A. pendu et nous avons appris qu'il avait l'*idée du suicide.* »

13° OBSERVATION. — *Suicide par pendaison* (section 7, télégramme 520, à qui de droit).

« A cinq heures et demie, on nous annonce que dans la chaussée Bassarab, un individu a été trouvé pendu. Je me suis transporté au lieu du suicide et nous avons constaté que le pendu se nommait C. G., dix-sept ans, typographe. Sa mère nous déclare que ce matin, quand elle est partie, elle l'a laissé à la maison ; mais que, quand elle est revenue, elle a trouvé la porte fermée en dedans et son fils pendu, les pieds sur le plancher. Sur la table, j'ai trouvé cinq lettres, parmi lesquelles une était adressée aux autorités et les priait de ne soupçonner personne, qu'il se nommait C. G. et qu'il

désirait que son corps demeurât à la maison pour être enterré par les siens,
ne voulant pas être conduit à la morgue puisqu'on ne trouverait en lui
*ni une tête de fou, ni un corps ayant besoin d'être autopsié, mais un être
duquel on ne pouvait rien apprendre.* »

14ᵉ Observation. — *Suicide par pendaison* (section 7, télégramme 1644,
à qui de droit).

« A sept heures et demie du matin, nous avons été avertis par l'économe
de l'hôpital Philantropia qu'à onze heures du soir, la veille, la malade
A. N. D., âgée de quarante ans, souffrant de pellagre, s'était suicidée en se
pendant à l'aide de son foulard de tête à la fenêtre des latrines. »

Misère. — La troisième cause de la pendaison est la misère. Voisine de
l'alcoolisme et de la folie, elle est la pépinière de l'un et de l'autre de ces
états morbides. La préoccupation des besoins du lendemain est un terrible
problème qui obsède à chaque pas le miséreux. Cette influence atteint
d'abord le physique, puis ensuite le moral. Ceux qui se suicident pour
échapper à la misère ne sont ni des mendiants, ni des vagabonds ; encore
moins ceux qui chantent :

> J'ai mon caprice pour seul guide et je voyage
> Comme la feuille morte et comme le nuage.
> Je suis vraiment celui qui vient on ne sait d'où.

Ces gens-là ne se suicident pas. Tout d'abord, dans la classe des miséreux,
nous devons distinguer deux catégories : celle de ceux qui depuis leur naissance se sont contentés de peu ; qui se sont, pour ainsi dire, acclimatés avec
la misère et qui forment la catégorie des mendiants, cette catégorie renfer-
mant un très petit nombre de suicidés : ce sont des dégénérés ; celle
de ceux qui au début de leur vie, ont disposé de quelque aisance et qui,
plutôt que de porter la main sur le bien d'autrui, prennent la résolution
d'en finir avec la misère et pensent trouver le repos dans la mort. Tels sont
les hommes appelés pauvres honteux parce qu'ils cachent leur misère à
tous, souffrent en silence, ne demandent ni n'acceptent jamais l'aumône,
mais cherchent un travail honnête. Ce sont ceux-là qui se suicident. On
voit, en effet, fort souvent se suicider des hommes qui emploient toutes
leurs forces et tous les moyens pour subvenir à leurs besoins et à ceux de leur
famille, travaillant du matin au soir aux choses les plus pénibles avec leurs
femmes et leurs enfants, sans résultat, sans espérance en des temps
meilleurs. C'est ce que prouvent un grand nombre de lettres écrites par ces
malheureux suicidés à leurs parents, au procureur ou au commissaire de
police.

« Je sais, écrit l'un d'eux, que nul n'a le droit d'attenter à ses jours ; c'est
pourquoi je crois devoir révéler la cause de mon suicide. Je me tue parce

que la misère m'écrase et que, ne voulant rien demander à personne, il m'est malgré tout impossible de trouver du travail. »

Un autre ajoute :

« Sans ouvrage, bientôt sans pain, mieux vaut mourir. »

Presque toutes ces lettres d'adieu prouvent une telle dignité humaine qu'il est impossible de voir des criminels en des gens qui avant de mourir écrivent : « N'ayant pas d'ouvrage, mourant de faim, je préfère mourir plutôt que de mendier ou voler. »

Les lettres qui vont suivre démontrent toute l'influence de la misère sur la pendaison.

1** Lettre. — *Suicide par pendaison* (dos. 144, du 28 mai 1902). S. I. R., Israélite, soixante ans, marié.

« Monsieur le Procureur,

« Par la présente, je vous déclare que la *misère* est la cause de mon suicide. Ancien commerçant et propriétaire, j'ai tout perdu, il ne me reste que ce que j'ai à la maison. J'ai une femme et cinq enfants dont l'un est marié, l'autre est parti je ne sais où pour pouvoir vivre. Ma femme, mes enfants et moi nous habitons A... Qu'on n'impute à personne mon suicide. Je me nomme S. J. R. Bucarest, le 28 mai 1902. »

2° Lettre. — *Suicide par pendaison* (dos. 105, du 17 juin 1897). C. P., cinquante-quatre ans, Allemand, veuf, plâtrier.

« Mon fils Frantz,

« Je sors de ce monde puisque je n'ai rien à y espérer ! Ni travail, ni argent !! Je n'ai pas voulu !!! C'est assez que j'aie amené de Belgrade cinq personnes pour me trouver absolument seul. Aucune aide, aucune possibilité de trouver bientôt du travail. Je ne suis d'aucune utilité ni pour toi, ni pour moi. Bonne santé et sois sage et bon, Frantz, appliqué et n'oublie pas ce que je t'ai dit !!!

« Adieu, ton père dévoué jusqu'à la mort. Ne m'oublie pas et, encore une fois, adieu ! Je ne suis pas un digne père ; mais ne me méprise pas à cause de ce départ de la vie. 28 juin 1897. »

Dans une autre lettre, adressée au même fils, il ajoute :

« Cher Frantz,

« Ton contrat avec tes patrons, d'une durée d'un an, de la Pentecôte catholique, va du 6 juin 1897 jusqu'en 1898.

« Je prie tes patrons de bien te diriger, de bien t'enseigner ton métier

avec soin. N'étant plus d'aucune utilité, je pars de ce monde en priant
encore une fois de recevoir l'assurance de mon respect. P. C. dans mon
tombeau. »

1re OBERVATION. — *Suicide par pendaison* (dos. 227, du 3 octobre 1898).
A. P., soixante-cinq ans, Roumain.

Un ami, chez lequel il habitait, déclare : « Je connais A. P. depuis cinq
mois, alors que nous étions tous les deux gardes communaux. Libéré du
service depuis deux mois et demi et le rencontrant un beau matin, il s'est
plaint qu'il n'avait où manger ni dormir. Il m'a fait pitié et je l'ai gardé chez
moi et, pendant tout ce temps, il est sorti en ville en disant qu'il allait chez
ses connaissances pour trouver du service. »

2e OBSERVATION. — *Suicide par pendaison* (**dos. 160, du 12 juin 1897**).
M. E., cinquante-quatre ans, Roumain, marié, cabaretier.

Sa femme nous déclare :

« De mon mariage avec lui, et cela date de vingt-quatre ans, nous avons eu
cinq enfants. Toujours nous avons été d'accord. Depuis trois jours, il était
triste à cause de certaines dettes et, bien qu'il eût de l'argent à toucher
de quelques clients, il n'en pouvait rien retirer... »

3e OBSERVATION. — *Suicide par pendaison* (dos. 216, du 1er octobre 1902).
P. G., cinquante-cinq ans, Hongrois, marié, corroyeur.

Sa femme nous déclare :

« Il est sorti de la maison dimanche; il est allé chez un ami du marché
et il lui a demandé une corde solide, sous prétexte qu'il avait acheté un porc
et qu'il voulait le conduire à la maison. Les causes de son suicide sont qu'il a
perdu de l'argent dans le commerce de tanneur et depuis deux ans ses
affaires allaient fort mal ; de plus, il souffrait à un pied. » Le jour où il s'est
pendu, sa famille a reçu une lettre dans laquelle il lui disait qu'on le
retrouverait à la Morgue. Voici la lettre qu'on a trouvée sur lui :

« Mes chers malheureux,

« Mon cœur souffre alors que je n'ai que quelques heures à vivre, et
cependant je ne pouvais faire autrement ; ne me maudissez pas, Dieu vous
aidera au moins un peu pour que vous vous souveniez de moi et que vous ne
parliez pas mal de moi, car je vous suivrai jusqu'au ciel. Dieu m'est témoin
de la souffrance que j'endure (et je vous prie de me pardonner) en sachant
moi seul dans quel état je vous laisse et alors que je ne puis tout vous dire.
Que Dieu vous aide plus amplement qu'il ne m'a aidé moi-même.
« Pardonnez-moi. Dites à Oupad (son futur gendre qui devait célébrer ses
fiançailles le jour où il s'est pendu) qu'il ne vous abandonne pas. Que Dieu
m'aide et me pardonne et ne me maudissez pas !! »

Plus loin, au crayon, il avait écrit :

« Emma (la fille qui devait se fiancer), pardonne à ton malheureux père, pardonne-moi, ma douce âme, ma chère âme, ma chère enfant, ne connais personne, cherche dans les papiers de vente, il ne faut pas de licitation. Prends garde de tromper qui que ce soit. »

4ᵉ OBSERVATION. — *Suicide par pendaison* (dos. 212, du 25 septembre 1902). C. M., soixante-quatre ans, Hongrois, veuf, menuisier.

Dans le procès-verbal du commissaire, nous trouvons : « Il était triste et les *dettes* sont la cause de son suicide. »

5ᵉ OBSERVATION.— *Suicide par pendaison* (Xᵉ section, télégramme n° 10397, du 7 février 1901, à qui de droit).

« A 4 h. 20 de l'après-midi, on a trouvé pendu, dans une écurie, le commerçant C. C., de soixante-quinze ans, rue Mochilor. »

6ᵉ OBSERVATION. — *Suicide par pendaison* (dos. 155, du 26 août 1895). Dans le procès-verbal du commissaire, on lit :

« A la suite des recherches faites, nous avons constaté que le suicidé se nomme G. S., qu'il est né à Bucarest, commissionnaire, *sans parents, sans ressources, sans domicile fixe*. Pour une faute il s'était vu enlever le droit d'être commissionnaire. Il était donc sans domicile et sans profession. »

Et, plus loin, d'après nos informations personnelles, on avait ajouté :

« L'état hygiénique du corps laisse beaucoup à désirer: le corps est sale et plein de vermine. »

L'explication du nombre croissant des suicides par la pendaison à cause de la misère se trouve dans ce fait qu'aujourd'hui les gens ne peuvent, comme jadis, souffrir la misère qu'ils ressentent plus cruellement. On ne se résigne pas aussi facilement au destin.

Maladies chroniques. — Les maladies, par leur longue durée, leur persistance, leur intensité dans l'organisme atteint, débilitent l'organisme en créant un état de faiblesse dont l'effet psychique se traduit par l'amoindrissement du désir de vivre. Les affections capables d'avoir une influence sur les centres nerveux exercent sur le caractère une action perturbatrice qui entretenue pendant un laps de temps considérable conduit parfois à la folie et au suicide.

1ʳᵉ OBSERVATION. — *Suicide par pendaison* (dos. 164, du 6 septembre 1898).

Dans le procès-verbal du commissaire :

« Aujourd'hui, à trois heures et demie, l'intendant de l'hôpital Brancovan nous a prévenu que le Dʳ J. F., malade dans cet hôpital à la suite d'une

fracture des deux jambes, s'est suicidé dans la **réserve** n° 32 quand l'infir-
mière était endormie. »

2ᵉ OBSERVATION. — *Suicide par pendaison* (dos. 267, du 22 décembre 1897).
Rue Royale, n° 9, à quatre heures, on a trouvé pendu J., coutelier, de
quarante ans, souffrant depuis longtemps de maladie chronique et dans la
misère.

3ᵉ OBSERVATION. — *Suicide par pendaison* (dos. 69, du 2 avril 1902). X.,
trente-cinq ans, Roumaine, célibataire, ménagère.

D'après le procès-verbal du commissaire, l'homme qui vivait avec elle a
déclaré :

« Je vis avec cette femme depuis quatre ans et demi ; depuis trois ans
elle a été frappée de paralysie et tellement souffrante qu'elle ne pouvait
parler qu'avec la plus grande difficulté ; elle pouvait cependant descendre
de son lit pour ses besoins. Charpentier de mon état, quand j'allais à mon
ouvrage, je fermais à clef la maison et, à l'heure du repas, j'avais soin de
revenir pour lui donner à manger, puis je repartais au travail en lui laissant de l'eau et le vase de nuit. »

4ᵉ OBSERVATION. — *Suicide par pendaison* (dos. 196, du 10 septembre 1902).
W. F. B., soixante-huit ans, Allemand, pensionnaire.

Un de ses amis déclare au commissaire que le pendu s'est suicidé *à cause
d'une maladie de cœur*.

5ᵉ OBSERVATION. — *Suicide par pendaison* (dos. 188, du 3 septembre 1902).
F. T., soixante-dix ans, Tzigane, cocher, marié.

Sa femme a déclaré que depuis six ans il souffrait d'une hernie et d'une
suffocation au cœur. Telles sont les causes de son suicide.

6ᵉ OBSERVATION. — *Suicide par pendaison* (section 41, télégramme n° 15,
juin 1894).

« Monsieur le médecin légiste,

« A dix heures du matin, à l'asile Élisabeth, rue Cotita, n° 6, on a trouvé
pendu par une corde attachée à un clou M. S., israélite, infirme, âgé de
cent ans. Interné depuis sept ans, il était atteint de paralysie. »

Disputes de famille. — Parmi les causes déterminantes du suicide,
nous avons énuméré les disputes familiales qui, en ce qui concerne la
statistique des suicides en général, donnent un assez fort contingent ; mais,
pour la pendaison, le nombre en est restreint. Rarement ces disputes sont
en elles-mêmes la cause de la pendaison ou du suicide et toujours elles

viennent se combiner avec telle ou telle autre cause, comme la tristesse, les
maladies nerveuses, les passions, etc., qu'on rencontre chez les personnes
faibles ou étant en proie à un état maladif organo-psychique. Quand
un sentiment prend des proportions extraordinaires, au point de concen-
trer toute la préoccupation d'un individu, il devient une passion qui souvent seule ou en combinaison avec une autre cause, peut être le motif de
la pendaison. La passion peut augmenter le nombre et l'intensité des maladies jusqu'à un point impossible à préciser. Elle influe sur toutes les facultés
les plus vives et les plus fortes, les plus délicates et les plus sérieuses,
comme l'imagination, l'esprit, l'âme et le jugement, et l'homme même le
plus intelligent devient stupide. Il n'a dans la tête qu'une pensée, dans le
cœur qu'un sentiment convergeant vers son amour et c'est pourquoi il
n'entend, ne voit, ne comprend rien autre chose que ce que lui ordonne sa
passion ; d'où une véritable monomanie à idées fixes, à exaltation, à délire,
à fausses conceptions, à jugement oblitéré.

Sans aller plus loin et pour nous faire une idée, au sujet des suicides en
général et des pendaisons, des causes ayant déterminé des passions éroti-
ques, nous n'avons qu'à ouvrir les registres de la criminalité et des éta-
blissements d'aliénés. La haine, l'hérédité, la colère peuvent être rarement
comptées parmi les causes de la pendaison.

L'exemple suivant nous montre la jalousie comme cause de la pendaison.

OBSERVATION. — *Suicide par pendaison* (dos. 193, du 3 septembre 1899).
N. V., quarante ans, Hongrois, tonnelier, marié.

Voici, d'après le procès-verbal du commissaire, la déposition d'un
témoin :

« Je travaille dans le même atelier de tonnellerie que N. V. ; mais, depuis
une semaine, il ne travaillait plus, il allait de droite et de gauche, fêtant si
bien que lundi dernier, 30 courant, venant vers 6 heures à l'atelier, il me
raconta que, la veille, c'est-à-dire le dimanche, se trouvant avec sa femme,
Marie dans le cabaret de la rue B., par *jalousie*, il s'était battu avec un
individu et, hier soir, quand je me suis couché, mon compagnon n'était
pas venu comme d'habitude chez notre patron et ce matin, en me levant,
je l'ai vu pendu dans la position où il se trouvait. »

Les causes de ce genre de suicide sont multiples et variées ; mais nous
en arrêtons ici l'énumération de peur de sortir du cadre que nous nous
sommes tracé. Cependant, si nous jetons un coup d'œil sur les collecti-
vités sociales, nous voyons, en ce qui concerne les suicides, que si les
suicides sont un procédé de sélection, ils sont, en même temps, un
modificateur de la criminalité. D'où nous devons conclure, avec le professeur Lacassagne, que les lois qui nous gouvernent ne sont pas toutes
inscrites dans le Code, comme cela peut se voir pour la criminalité qui
croît de jour en jour, malgré le formidable arsenal des lois.

La défense ou la prophylaxie de la pendaison et du suicide en général consisterait, d'après certains auteurs, dans la protection de l'enfance, le droit et la nécessité du travail, en un mot, en un remaniement complet de l'organisation sociale moderne.

Morselli (1) est d'avis qu'on ne doit pas se contenter des conseils paternels des philosophes et de la propagation dans la société des principes religieux et moraux. Le suicide est l'effet de la lutte pour l'existence et de l'évolution que subissent les peuples civilisés. Il faut atténuer cette terrible concurrence parmi les hommes et prévenir, comme le conseille Malthus, cette excessive multiplication des consommateurs. Ce serait un remède radical. A son défaut, il faudrait exiger que l'éducation fortifie la raison et l'énergie morale.

Si, dans presque tous les cas de pendaison, l'individu se montre dans un état de tristesse, de mélancolie pessimiste, il n'en est pas moins vrai que, parfois, il cherche à faire de l'esprit comme dans l'épitaphe suivante :

> Passant, arrête tes pas.
> Reste un peu et regarde ton nez ;
> Il deviendra comme le mien
> Si tu fais ce que j'ai fait.

Objets ayant servi à la pendaison. — Ces objets, comme nous l'avons déjà dit, sont tout ce qu'il y a de plus varié. Nous les classerons en deux groupes : en simples et composés, suivant qu'ils se composent d'une seule ou de plusieurs pièces.

Ainsi classés et suivant l'ordre de leur fréquence, nous avons :

Liens simples :

Corde	39
Ficelle	13
Courroie	12
Ceinture	12
Corde de store	3
Mèche de lampe	1
Embrasse de rideau	1
Serviette	1
Mouchoir	1
Foulard	1
Un morceau de robe	1
Morceau taillé de caleçon	1
Doublure d'habit	1

(1) MORSELLI : *Il Suicidio*. Milan, 1879.

Liens composés :

Corde doublée de lacet de corset.   1
  »   »   de ceinture   1
Courroie doublée de foulard.   1

D'où l'on peut voir que les objets ayant servi à la pendaison
sont variés, à la portée de tous et peu coûteux. Bien qu'il n'y
ait pas une seule maison où l'on ne trouve un bout de corde, je
vais cependant énumérer quelques objets difficiles à trouver et
à côté de ceux-là, ceux qu'une personne trouve toujours sur
elle-même. D'après notre statistique, on voit que les bretelles
et les ceintures sont plus fréquemment employées et que les
mouchoirs ou un morceau d'étoffe du vêtement, les cordons
des caleçons ou la doublure ont été employés, quand on n'a pas
rencontré sous la main un des objets mentionnés plus haut.
Dans un seul cas, j'ai rencontré une corde neuve expressément
achetée par un individu pour se pendre.

Si, dans les autres genres de suicide, l'individu médite sur
les moyens qu'il emploiera pour mourir et qu'il choisit, laissant un espace de temps plus ou moins long jusqu'à ce qu'il
s'exécute, pour la pendaison, dans la majorité des cas, la décision est immédiatement prise, ce qui est dû à ce que cette idée
de suicide acceptée et voulue, l'objet qui peut y contribuer se
trouve toujours sous la main. Malgré cela, entre l'exécution et
la décision, il peut s'écouler un certain laps de temps. C'est
ainsi que nous avons su qu'un fou de l'hospice d'aliénés de
Marcoutsa vola pendant plusieurs semaines de suite et chaque
jour un chiffon dont il confectionna l'instrument de sa pendaison.

Je cite un autre cas de préméditation plus intéressant
encore :

F. M., Hongrois, soixante-dix ans, tailleur, célibataire, fut trouvé, le
9 décembre 1891, pendu aux gonds de la porte de sa chambre, pieds et
mains liés, comme le représente la figure 36, ainsi qu'il résulte du procès-
verbal du commissaire de la section 23 qui déclare :

Au premier avis, étant allé sur le lieu du suicide, j'ai voulu ouvrir la
porte ; mais j'en ai été empêché par quelque chose de lourd, si bien que j'ai
dû enlever la porte de ses gonds. Alors j'ai vu le cadavre d'un individu,

4

vieux, à barbe blanche, misérablement vêtu, pendu par le cou aux gonds de sa porte, *les mains liées derrière le dos et les deux pieds liés également* aux chevilles. Dans ses habits nous n'avons rien trouvé qui pût nous indiquer les motifs de son suicide. Son ami nous déclara que c'était la *misère*. Il n'avait jamais été malade.

Nous trouvons encore la préméditation dans le cas suivant :

2ᵉ OBSERVATION. — *Suicide par pendaison* (dos. 202, du 13 août 1897). C. G., soixante-quatre ans, Hongrois, marié, tireur de cartes (cartomancien).

Le commissaire déclare :

Nous avons trouvé la porte ouverte et, dans la chambre, C. G. était pendu avec les cordons de son caleçon, tous ses insignes sur lui. J'ai observé qu'à un clou se trouvait une serviette et sur une chaise un couteau. La serviette était détériorée et prouvait que le suicidé avait constaté que les morceaux en étaient trop faibles pour soutenir le poids du corps. C'est pourquoi il ne l'avait pas employée. Le cadavre n'était vêtu que d'une chemise de femme (figure 39).

Point de fixation de la corde. — Pour le point de fixation de la corde servant à la pendaison, nous pouvons en avoir une idée par le tableau suivant :

A la branche d'un arbre, 17 fois ; à une poutre, 17 fois ; à un clou fixé au mur, 14 fois ; au crochet d'une suspension, 7 fois ; à un escalier, 5 fois ; à un clou fixé dans un poteau, 4 fois ; à une fenêtre, 4 fois ; à un lit, 2 fois ; à une séparation en bois, 2 fois ; à la porte de la chambre, 2 fois ; à une table, 1 fois ; à une étagère, 1 fois.

Lieu de la pendaison. — Le lieu de la pendaison n'influe en rien sur la funeste détermination de l'individu, si ce n'est dans deux cas exceptionnels que nous aurons soin de mentionner. Dans ces deux cas, la pendaison a eu lieu dans la maison d'arrêt de la section de police. Le premier de ces actes peut être attribué à la colère, au désespoir et à la honte ; l'autre fut provoqué par une ivresse agressive et délirante du suicidé.

D'après l'ordre de leur fréquence, voici la liste des lieux où se sont accomplies ces pendaisons :

Dans la maison, 17 fois ; dans les dépendances, 10 fois ; dans le grenier,

8 fois ; dans les lieux, 7 fois : dans la cave, 5 fois : dans l'écurie, 5 fois : dans la cour, 4 fois ; dans le jardin, 4 fois : dans la promenade de la Chaussée, 4 fois ; dans le bois de Banéassa, 4 fois ; dans la maison d'arrêt, 2 fois ; dans la cuisine, 2 fois ; dans la porcherie, 1 fois ; dans l'étable, 1 fois ; dans l'atelier, 1 fois ; dans la vigne, 1 fois : dans un terrain vague, 1 fois : sous le pont de la Dambovitza, 1 fois : en tramway, 1 fois ; dans le jardin public de Tchismedgin, 2 fois : dans le bois de Floreasca, 1 fois : dans le champ de Filaret, 1 fois.

Comme on le voit, tous les locaux choisis par les pendus ont été ceux qui leur ont offert une cachette dans laquelle ils ne pouvaient être ni découverts ni empêchés d'accomplir leur dessein et, si c'est dans une maison habitée, ils ont eu soin de choisir la chambre la moins fréquentée. comme la cuisine et la chambre à coucher.

Parfois, quand la honte est plus forte, non seulement ils se cachent, mais encore ils se voilent le visage. ainsi qu'on va le voir par le télégramme suivant :

Section 35, télégramme n° 540, 1901.

A qui de droit.

A sept heures et demie du matin, nous avons trouvé, pendu dans sa maison de la rue Nerva-Trajan, à un gros clou, l'Israélite D. I.. vitrier, âgé de soixante ans. Il avait la figure et la tête couvertes d'un mouchoir.

Pour le costume, 11 ont été trouvés en vêtement de nuit, et 1 seul vêtu d'une chemise de femme (fig. 39). D'où il paraîtrait résulter que l'idée de la pendaison les a surpris au milieu du calme de leur entourage, pendant la nuit, alors qu'ils pouvaient être distraits de leur unique préoccupation par le mouvement de leurs amis ou de leurs proches. La majeure partie d'entre eux, comme nous avons pu le constater, s'est pendue pendant la nuit ou au crépuscule du matin. A Lyon, c'est de cinq à sept heures du matin, rarement pendant la nuit. Dix d'entre eux, pour ne pas être surpris, ont fermé la porte sur eux.

Endroits de la ville où l'on s'est pendu. — Voici les résultats que nous avons obtenus dans nos recherches :

Chaussée (promenade) Kisselef, 4 fois ; bois de Banéassa, 4 fois ; Doudechti, 4 fois; rue Royale, 4 fois ; rue Popa-Tatu, 3 fois ; rue Charles, 2 fois ; rue Tunar, 2 fois ; rue Minotaure, 2 fois ; rue Berzi, 2 fois ; boulevard Plevni, 2 fois ; boulevard Grivitza, 2 fois ; rue des Frères, 1 fois; boulevard des Dorobanti, 1 fois ; chaussée Etienne-le-Grand, 1 fois ; rue du Carrefour, 1 fois ; rue Stirbey-Voda, 1 fois ; rue Costofeni, 1 fois ; rue Déléa-Vieille, 1 fois ; rue Nisipari, 1 fois; rue Lazurean, 1 fois; rue Viorica, 1 fois ; boulevard Ferdinand, 1 fois ; rue des Saints, 1 fois ; rue Ndricani, 1 fois ; chaussée d'Olténie, 1 fois ; rue des Verriers, 1 fois ; rue de l'Image, 1 fois; rue de la Trinité, 1 fois ; rue Saint-Jean, 1 fois ; rue Férestraou, 1 fois ; rue Romaine, 1 fois ; Deala Spirei, 1 fois ; rue Italienne, 1 fois; rue du Coin, 1 fois ; rue Apollodor, 1 fois ; boulevard Rochovei, 1 fois ; rue Mercur, 1 fois ; rue Radou-Voda, 1 fois ; dos du cimetière Saint-Vineri, 1 fois ; jardin public de Tchismedgin 2 fois ; rue Fontaine, 1 fois ; rue Cototcheni, 1 fois ; rue Broutar, 1 fois ; rue Neuve-Précuputsi, 1 fois ; rue Onze-Juin, 1 fois ; rue des Principautés-Unies, 1 fois; rue Clopotari, 1 fois ; rue du Pope-Pierre, 1 fois ; chaussée Doanmei, 1 fois; rue Smardan, 1 fois; champ de Filaret, 1 fois ; rue Domnitsi, 1 fois ; rue Droite, 1 fois; rue Campineano, 1 fois.

Quelques-unes des rues dont nous avons donné les noms ne paraissent avoir qu'un seul pendu et d'autres plusieurs ; mais il faut observer que par leur proximité, elles forment un quartier assez restreint comme espace. C'est ainsi que : 1° les bois de Banéassa, la chaussée Kisselef et les jardins de Férestraou donnent un chiffre de neuf pendus ; voilà donc pour un quartier ; 2° les rues : Royale, Campineano, Stirbei-Voda, Berzei, Virgile, Grivitza, Fontaine, Broutar, Plevnei, Popa-Tatou, Saint-Jean et le jardin public de Tchismedgin, qui forment un quartier de la ville, ont un total de dix-neuf cas. Il en est ainsi de tout le reste de la ville.

Ce que je tiens surtout à retenir, c'est que les pendaisons et les autres suicides éclatent parfois et semblent se propager comme une épidémie. On ne saurait nier le rôle qu'ont l'imitation, la contagion et la suggestion dans la pendaison et généralement dans tous les genres de suicide. Les idées agitées dans un certain milieu ont une très grande influence sur certains individus, à ce point que le jugement se trouve à peu près complètement annihilé. Les idées passent d'une personne à l'autre sans souffrir aucune modification, sans que celui qui les adopte et les fait siennes s'en rende un compte exact : et cela arrive surtout chez les gens simples, soumis plus que tous les autres à la force de l'imitation et de la contagion. Qui donc n'a lu dans les colonnes des journaux une explosion surprenante de suicides se succédant à intervalles très rapprochés et à laquelle ne contribue pas peu la publicité intense donnée à ces catastrophes dont les détails sont portés à la connaissance de tous ceux qui ont pris la vie en dégoût ? Sans avoir recours aux exemples anciens, il nous suffira de mentionner une sorte d'épidémie de suicide apparue pendant les mois d'avril et de mai derniers ; ces suicides, en dix cas, se sont produits dans l'ordre suivant :

	Avril	Mai
Les.	2, 6, 17, 28	1, 3, 4, 6, 26, 28.
Intervalle de l'un à l'autre . .	4, 11, 11, 2	1, 0, 1, 20, 2, 4.

Donc, du 28 avril au 28 mai, nous constatons que les cas de pendaison sont devenus si fréquents que, la plupart du temps, il n'y a eu qu'un ou deux jours de distance et même qu'il est arrivé que les pendaisons se sont succédé sans intervalle (le 3 et le 4 mai).

Il n'y que quelques années que l'on a trouvé, sur le quai de la Dambovitza, à Cotrotcheni, trois hommes pendus à trois arbres différents.

Dans les temps anciens, une épidémie de suicide déclarée dans la ville de Milet parmi les femmes ne prit fin que sous la menace faite par les autorités *d'exposer nue toute jeune fille qui se pendrait.* (Plutarque : *Œuvres morales,* chapitre XV.)

Depuis quelque temps déjà, nous remarquons que les personnes qui se pendent ont contracté l'habitude d'écrire au procureur, à leur famille ou à leurs amis pour les prier d'empêcher que leur corps soit conduit à la morgue aux fins d'autopsie.

Si les autorités publiaient une ordonnance par laquelle il serait porté à la connaissance du public que tout suicidé sera transporté à la morgue pour y être autopsié, cette ordonnance n'aurait-elle pas une influence salutaire sur ceux qui veulent attenter à leurs jours ? Nous le croyons, et nous le croyons d'autant plus que dans les lettres que nous allons citer on voit quelle peur ont les suicidés d'être transportés à la morgue.

1re Lettre.

Mes chers parents,

Je vous demande pardon pour toutes les contrariétés que je vous ai causées. Je vous prie d'ordonner que mon enterrement soit des plus simples *et vous supplie de ne pas permettre que mon corps soit conduit à la morgue.*

Je termine en vous embrassant mille fois.

Celui qui vous a toujours aimés,
X...

2e Lettre.

Monsieur le Premier Procureur,

Aujourd'hui, je mets fin à mes jours, non par misère, jalousie, manie ou maladie incurable (j'ai toutes mes facultés), ou encore vieillesse ; mais ce qui me détermine au suicide, c'est la grossière impudence de certains hommes jaloux, envieux, avides du travail d'autrui. Monsieur le Premier Procureur, je viens, avec le plus grand respect, vous prier d'avoir la bienveillance d'ordonner que mon enterrement ait lieu dans l'endroit même où je me suicide (dans le cimetière), parce que j'ai choisi cet endroit où mes parents et mes enfants sont enterrés. Je vous prie, en outre, *de ne pas me faire autopsier : car le docteur ne trouvera rien de dérangé dans ma cervelle ou mes intestins.*

X...

3e Lettre.

Stere et Alexandre,

Aujourd'hui, je mets fin à mes jours pour toute autre raison que la misère ou la jalousie ; je m'ennuie de vivre dans un monde jaloux et envieux.

Alexandre et Stere, allez prendre chez M. D... les chevaux et la voiture, et priez M. le premier procureur d'ordonner mon enterrement dans le lieu même que j'ai choisi pour me suicider : car c'est là que dorment mes parents et mes enfants.

4e Lettre.

Monsieur le Procureur,

Je vous prie d'avoir la bonté de ne pas envoyer mon corps à la morgue ; mais de le rendre à ma famille.

Monsieur le Procureur, soyez indulgent pour la prière que je vous adresse, car c'est la dernière de   X...

5e Lettre.

Mes aimés (à ses parents),

Je suis coupable de la plus grande des lâchetés, pour ma tentative de suicide. Il était écrit dans le livre de ma vie que le jour du 14 me serait fatal.

Je voudrais que mon enterrement se fasse sans pompe. Je refuse les fleurs et les couronnes. Je n'admets pas que, sur mon tombeau, il soit posé une pierre ou un grillage. Ne portez pas mon deuil. *Dans le cas où le parquet ne tiendrait aucun compte de mon désir de ne pas être transporté à la morgue,* je demande à être enterré gratuitement par la communauté.

X...

6e Lettre.

Aux autorités.

Je me nomme B. V., fils de Mme B., de la rue Ivor. Je me suicide parce que, depuis trois ans je souffre de neurasthénie et que je ne puis avoir une minute de repos, je me sens devenir fou et c'est pour cela que je préfère la mort. *Renoncez, je vous prie, à l'autopsie.*

7e Lettre.

Messieurs les docteurs M. et N. Minovici,

Enfin, grâce au faux et perfide ami, le failli X...., je me vois contraint d'aller chez vous, à la morgue. Je vous prie de m'excuser pour tout cela; mais j'ai autrefois entendu dire à votre frère Nicolas que vous teniez beaucoup aux lettres des suicidés et j'ai pensé vous faire plaisir. D'autre part, *je vous prie de ne pas me tourmenter après ma mort, car j'ai assez souffert pendant ma vie.* Voilà où sont conduits les hommes qui tiennent à garder leur honneur jusqu'à la mort et qui ne veulent plus voir ce monde infâme.

2° Individus morts par pendaison et qui n'ont pas été amenés à l'Institut. — Venons maintenant au deuxième groupe. Si le premier groupe a des données certaines, il n'en est pas de même du deuxième groupe, les cadavres des pendus ayant été enterrés par ordre du parquet sans avoir été autopsiés.

Les données statistiques du deuxième groupe sont donc celles du tableau placé à la page qui suit.

N°	SEXE	AGE	ÉTAT CIVIL	PROFESSION	NATIONALITÉ	CAUSES	OBJET DONT S'EST SERVI LE PENDU	LIEU DE LA PENDAISON	RUE
1	Homme	43	célibataire	port. d'eau	Transylvain	—	corde	cave	13 septembre
2	»	32	»	ouvrier	—	maladie incur.	licol	arbre	Fantanei
3	»	66	marié	mécanicien	Hongrois	—	corde	»	impasse Romana
4	»	70	»	charpentier	—	malad. de cœur	—	maison	Coriolan
5	Femme	42	veuve	ouvrière	Autrichienne	— des yeux	—	magasin	Capriorei
6	Homme	60	—	mendiant	—	— incurab.	corde	maison	Catelu
7	Femme	62	mariée	—	—	—	»	arbre	Smardan
8	Homme	38	—	porteur	—	—	courroie	maison	Filaret
9	Femme	22	mariée	servante	—	dispute avec le mari	—	arbre	imp. Barba rasa
10	»	33	—	ouvrière	Roumaine	pellagre	foulard	lieux	Hôpital Filantropia
11	Homme	40	—	—	—	—	—	maison	Italiana
12	»	17	célibataire	typographe	—	—	serviette	»	chaussée Basarab
13	»	66	marié	libéré	—	—	—	cave	Popa Nan
14	»	—	marié	commerçant	—	fou	—	—	Carol
15	»	60	—	vitrier	Israélite	—	—	maison	Nerva Traian
16	»	75	—	commerçant	—	—	—	grenier	Mosilor
17	»	65	—	»	Transylvain	fou	—	maison	Popa Tatu
18	»	—	—	avocat	Roumain	—	—	grenier	Popa Sore
19	»	54	veuf	—	Israélite	maladie	—	—	Grivitei

Quant au troisième groupe et au quatrième, leurs statistiques étant forcément incomplètes, nous ne les signalerons que par la copie des télégrammes nous annonçant la pendaison ou sa tentative.

3° **Individus pendus et qui ont été sauvés**. — Ils sont au nombre de douze comme on va le voir par les observations suivantes.

Section 32, télégramme 3644.

1° « A qui de droit.

« Aujourd'hui, à 9 h. 15 du matin, le nommé G. O., âgé de quarante ans, de la rue Cherban-Voda, malade depuis longtemps, a essayé de se pendre à l'aide d'une corde à un fer de fenêtre de l'écurie. La corde s'est rompue et il est tombé à terre. Nous l'avons transporté à l'hôpital Prancovan. »

Section 5, télégramme 1047 902.

2° « A qui de droit.

« A 8 heures, la prostituée A. G., âgée de vingt-huit ans, demeurant rue de l'Imprimerie, voulant se pendre pour cause de misère, s'est passé autour du cou un ruban qu'elle a attaché à un clou fixé dans le mur. Trop faible, le ruban s'est rompu, elle est tombée à terre et maintenant elle se trouve hors de danger.

Section 38, télégramme 3438 902.

3° « Ce matin, à la première heure, dans la rue Popa-Nan, on a trouvé pendu dans une cave le nommé O. G., âgé de soixante-six ans. Ses enfants, voyant qu'il donnait encore signe de vie, ont coupé la corde et l'ont transporté dans une chambre. Malgré tous les soins, il est mort. Sur la table était un billet par lequel il faisait savoir qu'ayant tout perdu et que son mobilier devant être vendu, il se pendait.

« Bien que la mort ait eu lieu, nous faisons remarquer que si un médecin et non ses enfants lui avait donné ses soins, il est possible qu'il ait été sauvé. »

Section 12, télégramme 855 901.

4° « A qui de droit.

« Aujourd'hui, à 8 h. 1/2 du matin, A. C., Autrichien, cocher, demeurant boulevard Paqué, n° 142, venant ivre à la maison, s'est pendu dans une des dépendances de la maison au moyen d'une corde. Surpris encore en vie par sa femme, celle-ci appela son propriétaire qui, au moyen d'une petite hache, coupa la corde. Le pendu tomba à terre en agonie. J'ai mandé le médecin de l'arrondissement. »

Section 20, télégramme 637496.

5° « Monsieur le médecin-légiste,

« **A** l'instant, huit heures et demie du matin, le sergent de ville n° 609,
est venu m'annoncer que l'Israélite H. V., âgé de soixante-sept ans, manouvrier, a voulu se suicider par la pendaison dans sa maison de la rue
Psouzeschti, n° 47 ; mais que son fils, s'en étant aperçu, avait coupé la
corde immédiatement. Le patient étant encore en vie, nous l'avons envoyé
à l'hôpital Philantropia. »

Les observations 6 et 7 se trouvent largement décrites au
chapitre des symptômes de la pendaison (première période).

8° *Pendaison non accomplie.* — Un Hongrois de trente-cinq ans, manouvrier, s'est pendu par une courroie à un arbre. Un serviteur voisin, s'en
étant aperçu, coupa la corde et s'en alla raconter le fait à un sergent de
ville qui vint aussitôt et trouva le pendu à terre, sans connaissance et sans
pouvoir prononcer une parole. Transporté à l'hôpital Colentina, où il reçut
les soins nécessaires, le patient fut rappelé à la vie. Son pouls est de 150
la respiration de 36 et la température de 37°. Les pupilles sont inégales, il
y a incontinence d'urine et de matières fécales, gêne dans la déglutition.
Nuit agitée. Trois jours après, il crache quelques glaires mélangées de sang.
Amnésie complète et persistante pendant dix jours, puis, peu à peu, la
mémoire revient, précédée d'une légère pnéomonie. A sa sortie de l'hôpital
il ne lui reste qu'une légère contraction aux mains et au pied gauche.

9° *Pendaison non réussie.* — V. G., vingt-cinq ans, servante, se pend dans
le jardin de M. Fotino, de la rue Rotari, à l'aide d'une corde. Le fils de
M. Fotino, l'ayant aperçue quand elle faisait encore quelques mouvements
des pieds et des mains, coupe la corde et la fait transporter évanouie à
l'hôpital Coltzé. Là, par des soins incessants et surtout par la respiration
artificielle, elle revient à elle-même sans présenter dans sa personne
d'autre phénomène qu'un peu de gène dans la déglutition. Les pupilles sont
dilatées et inégales.

10° *Pendaison manquée.* — La fille Cati, servante hongroise âgée de dix-
huit ans, se pend dans la cave à une poutre au moyen d'une corde et
ayant les pieds sur une chaise. Surprise par sa maîtresse qui coupe la
corde, elle tombe à terre sans connaissance. Le Dr Thomesco, mandé,
la trouve évanouie, la ramène à la vie sans qu'elle puisse parler. On la
transporte à l'hôpital Coltzé où l'on constate : amnésie complète, les pupilles
dilatées ne réagissent pas, la respiration est fréquente, le pouls a 140 pulsations. Autour du cou, on observe une rainure dans la peau interrompue à
la nuque. Figure cyanosée. Température 40°.
Délire avec agitation motrice. Le troisième jour, elle commence à parler

avec quelque difficulté et elle ne peut avaler. Amnésie sur sa tentative de
suicide et même sur les six ou sept jours qui l'ont précédée. Un séjour
d'une semaine à l'hôpital a fait disparaître tous les phénomènes et elle est
revenue à son état normal.

11° *Pendaison non réussie.* — A. A., servante, âgée de vingt-trois ans,
par chagrin d'amour, se pend à une des poutres des dépendances de la
maison au moyen d'une corde faite avec de l'étoffe. Vue par une femme du
voisinage qui coupe la corde, elle tombe à terre. Cette femme lui donne
deux soufflets, puis observe qu'elle ne donne plus signe de vie. Elle donne
l'alarme, les voisins arrivent suivis du commissaire de police qui
ordonne son transport à l'hôpital Coltzé où, une heure après, elle revient
à elle-même. L'examen externe constate, des deux côtés du cou, deux
érosions superficielles et latérales, insensibilité absolue. Pupilles fortement
dilatées et ne réagissant pas. La respiration artificielle lui fait reprendre ses
sens. Pendant deux jours, elle ne peut absolument pas parler, puis, peu à
peu, la voix revient. Elle se rappelle tout jusqu'au moment de la pendaison ;
mais, depuis lors, elle a tout oublié et est surprise de se trouver à l'hôpital.
Elle avale seulement un peu de liquide. Après six jours passés à l'hôpital,
tous les phénomènes disparaissent et il ne lui reste qu'un peu de gêne dans
la déglutition et une douleur à la nuque.

12° *Pendaison non complète.* — Le soldat A. G., de la compagnie de la
Manutention, âgé de vingt-quatre ans, cherche à se pendre à cause d'un état
de mélancolie provenant de ce que, voulant partir en congé, il n'avait pu
le faire faute d'argent. Le matin du 17 janvier, à cinq heures et demie, il se
pend au moyen d'une corde à l'axe d'une roue. A ce moment, le lampiste,
sa lanterne à la main, entend des soupirs et voit remuer quelque chose. Il
appelle ; mais quand il revient accompagné, il ne remarque aucun mouvement, — cinq ou six minutes s'étaient passées entre son départ et son
retour. Un infirmier présent pratique la respiration artificielle par le moyen
du mouvement rythmique des bras ; quinze minutes après, il respire et
remue. On le transporte à l'hôpital militaire. Là, on constate qu'à la
partie antérieure du cou, au-dessus de la thyroïde et se prolongeant à l'angle
du maxillaire inférieur droit, il y a une zone ecchymotique de forme
allongée, et que, dans les mouvements de déglutition, on semble
percevoir comme la sensation de la fracture de l'os hyoïde.
Le malade, emmené dans un état d'inconscience, ne répond à aucune
question, son regard est hagard, ses pupilles sont dilatées et présentent un
strabisme assez prononcé. Évacuation involontaire de matières fécales. Le
18 janvier, état sensiblement amélioré. Il parle d'une voix éteinte et répond
sans précision sur les causes de son suicide. C'est ainsi qu'à l'instruction
faite par le commissaire royal, il dit qu'il a voulu se pendre à cause d'un
vêtement qu'il aurait perdu. Il ne parle que des amertumes de la vie. Il ne
dit pas s'il faisait nuit ou jour quand il s'est pendu. On lui demande s'il a
écrit avant de se pendre et il dit avoir écrit trois lettres à trois personnes

dont il change à chaque instant les noms. Il ne sait rien de ce qui s es
passé depuis dix à quinze jours avant sa tentative de suicide. Il ne peut
remuer le cou ni avaler. Les pupilles sont fort dilatées et ne remuent que
très doucement.

Le 19 janvier, le malade se sent mieux; mais il répond avec la même
incertitude sur les événements qui ont précédé son suicide. Le 22 janvier,
la voix n'a pas encore recouvré toute sa sonorité; mais elle devient de plus
en plus forte. L'amnésie antirétrograde a persisté pendant dix à quinze
jours après les phénomènes décrits plus haut qui avaient disparu lentement en huit jours.

Nous devons ces observations à M. le professeur M. Minovici.

II. — Individus ayant cherché à se pendre.

Le nombre en a été de quatre comme on le voit d'après les
observations suivantes :

6ᵉ section, télégramme nᵒ 9054/901.

1ᵒ « À qui de droit.

« En ce moment, à 3 heures du matin, la prostituée C. J., demeurant
rue Entrée-Rosetti, a voulu se suicider par pendaison à un poteau de
la cour à la suite d'une discussion avec une autre prostituée ; observée par
la femme Z. au moment où elle voulait passer la tête dans le nœud coulant,
on a pu lui sauver la vie. La corde a été confisquée par nous. »

3ᵉ section, télégramme nᵒ 1733/901.

2ᵒ « À qui de droit.

« Aujourd'hui à 3 heures un quart de l'après-midi, l'individu A. C.,
de profession courtier, domicilié dans la rue Stirbey-Voda, tourmenté
de boisson, a voulu se pendre avec une courroie au grillage de la cour
de la rue Polona, nᵒ 19, mais, étant surpris, il fut sauvé. »

6ᵉ section, télégramme nᵒ 8190/900.

3ᵒ « A qui de droit.

« Ce soir on a trouvé dans le jardin Cisanegin l'individu M. E., sans
occupation, domicilié rue Constantin-Grand, ayant en main des actes et
une courroie, cherchant une branche d'arbre pour se pendre. »

14ᵉ section, télégramme nᵒ 1.

4ᵒ « À qui de droit.

« Aujourd'hui, à 7 h. 40 du matin, l'individu F. P., âgé de vingt-neuf ans,
ancien fonctionnaire, domicilié hôtel Grivilza, a voulu se suicider par
pendaison à un arbre du jardin Iconée ; trouvé toutefois par le gardien de
ce jardin, juste au moment où il voulait se mettre la corde au cou, il a été
sauvé. »

IIe PARTIE

MÉCANISME DE LA MORT PAR PENDAISON

La classification de la pendaison au rang des asphyxies donne, à notre avis, une juste idée de l'opinion qu'avaient les anciens auteurs sur le mécanisme de ce genre de mort. On a fait reproche au professeur Tardieu d'avoir expliqué la mort provenant de la pendaison seulement par l'obstruction des voies respiratoires, alors que la cause en est beaucoup plus complexe. Des auteurs modernes, et Tourdes en particulier, attribuent, en premier lieu, la mort à l'asphyxie. Tourdes dit : « En résumé, l'asphyxie produite par l'obstacle à l'entrée de l'air est la cause principale et immédiate de la mort des pendus ; les compressions de vaisseaux et de nerfs ne sont que des causes secondaires qui peuvent hâter la perte de connaissance ou diminuer la résistance à l'asphyxie. »

Faure considère l'asphyxie comme un effet de la suspension des phénomènes respiratoires et circulatoires puisque, tout d'abord, l'hématose, d'après lui, dépend de ces deux fonctions. Ceux qui ont passé leur tête dans un nœud coulant pour produire une pendaison incomplète, c'est-à-dire en touchant le sol, ne sont certainement pas de son avis. On sait aujourd'hui que nous pouvons mourir en obstruant seulement les vaisseaux de la gorge, comme nous pouvons perdre la vie en bouchant les voies respiratoires ; ainsi, quelle que soit l'espèce de pendaison, complète ou incomplète, de tous les phénomènes qui tout d'abord se manifestent, celui de la fermeture du système circulatoire, qui amène la perte de la connaissance, apparaît le premier.

Mais on peut se demander : Si la mort vient à la suite de la
fermeture des vaisseaux de la gorge, alors que les voies respiratoires sont libres, n'y aurait-il pas lieu de penser qu'avant de
mourir par l'asphyxie, nous mourons d'anémie cérébrale ? Tous
les auteurs,comme Hoffmann, Brouardel, Vibert, etc., qui dans
ces temps derniers ont suivi la voie expérimentale, ont essayé
de prouver le rôle principal joué dans la pendaison par la compression des vaisseaux de la gorge. Les expériences que nous
avons faites sur les personnes et les animaux, et même sur
nous, nous ont porté à donner, dans le mécanisme de ce genre
de mort, la priorité à la compression des vaisseaux de la gorge,
laquelle amène rapidement la perte de la connaissance. Dans
plus de la moitié des cas connus de nous, les individus ont été
trouvés pendus incomplètement, parce que leur corps touchait
plus ou moins complètement le sol, de manière à ce qu'ils aient
pu facilement se relever et échapper à la mort, alors que quatre
d'entre eux, ayant brisé la corde, restaient étendus par terre,
ce qui nous a poussé, et beaucoup, à croire que l'asphyxie
n'a pas premièrement contribué à leur mort), quand la compression n'était pas assez forte pour fermer la trachée, mais,
probablement, la mort devait être attribuée à la compression
des vaisseaux du cou ou à une autre cause.

Dans la pendaison incomplète, dit le professeur Brouardel
(page 39), la pression peut être assez forte pour que la circulation ne se fasse plus par les artères ; il suffit d'une tension de
cinq kilos pour avoir une syncope d'origine cérébrale, par
l'anémie du cerveau, quand, pour obturer la trachée, il faut
une pression de quinze kilos. Ce qui plaide le plus en faveur
de ce que nous soutenons, c'est l'observation du Dr Reineboth
relative à un fait fort intéressant pour le mécanisme de la mort
par la pendaison, prouvant que la fermeture des voies respiratoires n'est nullement nécessaire. Il est question d'un
homme trachéotomisé pour un cancer du corps thyroïde, œsophage, pharynx et ganglions de la gorge. Onze semaines après
l'opération, cet homme fut trouvé pendu à un arbre au moyen
d'une corde de rideaux, les pieds touchant à terre et les genoux courbés. Le nœud coulant passait au-dessus de la canule

trachéale dont l'orifice était libre. Cinq autres expériences faites par le même docteur sur des lapins, au préalable trachéotomisés, ont prouvé que l'obstruction de la trachée n'est pas
immédiatement nécessaire pour produire la mort par pendaison.

I. Arrêt de la circulation. — Au XVIᵉ siècle, pour
expliquer la perte de la connaissance dans les premiers moments
de la pendaison, les auteurs ont affirmé que la première cause
était l'arrêt de la circulation cérébrale, bien que la compression
des carotides ait été constatée par les uns et considérée comme
fort rare par Tardieu et Devergie. Louis, secrétaire de l'Académie de chirurgie, a été le premier qui ait insisté sur ce point
et qui ait déclaré que la mort est due à une apoplexie cérébrale
produite par la fermeture des veines jugulaires et par l'arrêt
de la circulation de retour. Cette question, oubliée, a été reprise
ensuite par le professeur Hoffmann. Les expériences de Lévy
et celles d'Hoffmann ont prouvé qu'il est impossible de faire
passer un liquide par la carotide d'un cadavre de pendu, même
quand la pression est supérieure au poids du corps (il s'agissait
d'un cadavre d'enfant, la pression du sang l'emporte. Les
expériences du professeur Brouardel et de Vibert ont donné
des résultats assez probants sur l'imperméabilité des vaisseaux
du cou à la suite d'une compression. D'après eux, une pression
de deux kilos suffit pour arrêter le sang dans sa circulation
par les veines jugulaires ; une pression de cinq kilos ferme la
carotide, il en faut une de quinze pour la trachée et une de trente
pour les artères vertébrales. Ayant entrepris, à l'Institut,
des expériences analogues, nous avons obtenu les résultats
suivants : enlevant la calotte et le cerveau d'un cadavre pour
laisser voir la base du crâne avec les ouvertures des vaisseaux
respectifs, j'ai introduit dans l'aorte la canule d'un tube d'eau
placé au-dessus de la table d'autopsie pour laver les cadavres
et, par ce moyen, j'ai fait passer un courant d'eau pour m'as-
surer de l'imperméabilité des vaisseaux (le cadavre étant étendu
horizontalement sans coussin sous la tête). Cela fait, sous le
cou, j'ai passé un nœud coulant dont l'anse était sous la nuque,
le nœud lui-même en face, au-dessus du larynx ; à l'extrémité

de la corde, j'ai fixé un dynamomètre pour indiquer le nombre de kilos nécessaires pour soulever le corps. Les résultats obtenus ont varié suivant que le nœud coulant était à la nuque ou par devant, si bien que j'ai obtenu la fermeture de tous les vaisseaux avec une force de quinze à vingt kilos et, pendant ce temps, le cadavre ne touchait la table ni avec la tête, ni avec les épaules. Les résultats ont également varié suivant le poids du corps, suivant qu'il était gras ou maigre à la gorge et, également, suivant la grosseur de la corde. Ainsi, quand le nœud du lacet était à la nuque, les vertébrales étaient imperméables entre vingt-cinq et trente kilos et, quand il était sous le menton, elles se fermaient à quinze ou vingt kilos. Le courant d'eau ayant une tension plus grande que le sang, pour que les vaisseaux du cou deviennent imperméables, il a fallu une plus grande force pour les fermer.

D'où il résulte qu'à l'état normal, la pression peut être interrompue par un poids de beaucoup plus minime. En outre, il faut tenir compte de l'absence du cerveau, la tête pouvant plus facilement se relever. Pour bien nous rendre compte de ces données diverses, nous avons entrepris sur nous-même une série d'expériences dont nous indiquerons plus loin les résultats. Les perturbations amenées par la compression des vaisseaux du cou dans les fonctions du cerveau sont depuis longtemps connues. Leur position anatomique et les conditions mécaniques accompagnant l'acte de la pendaison nous prouvent suffisamment la facilité de leur compression. On sait (Hoffmann, p. 359) que la compression des carotides a été recommandée et employée par les médecins modernes pour arrêter les accès d'épilepsie. Dans ce cas, on observe des troubles de la vue, des nausées, l'hébétude, la faiblesse jusqu'à la chute. Kussmaul et Tenner ont observé ces symptômes en comprimant les carotides.

Flemming a constaté sur lui-même et sur d'autres personnes que la compression des artères du cou provoquait l'état de somnolence. Filehne a vu apparaître la respiration de Cheyne-Stockes après la compression des carotides.

Piltz a également observé que, sur six cents ligatures, sur une ou sur les deux carotides, 32 p. 100 ont eu des accidents cérébraux et que la mort est survenue dans la proportion de 32 1/2 p. 100.

Wieth (*Journ. of the Amer. med. Association,* XXIX, 1878) a réuni près de 800 cas de ligature des carotides dont près de 300 ont été suivis de mort. Nous devons donc attribuer à cette compression un rôle important, surtout dans ce genre de mort, d'autant plus que nous savons qu'elle peut par elle-même déterminer de graves symptômes. On sait avec quelle rapidité se transmettent les troubles apportés dans la circulation du cerveau sur les fonctions de cet organe ; c'est pourquoi il ne faut pas s'étonner de voir, dans ces conditions, survenir immédiatement la perte de connaissance. Cette observation ne concerne que la carotide et les accidents en deviendront d'autant plus grands que la compression s'étendra aux jugulaires. Le va-et-vient du sang, dit le professeur Hoffmann, est brusquement arrêté dans le cerveau et, comme il réagit très rapidement sur les troubles de la nutrition (oxydation), il est naturel qu'il doit répondre immédiatement à un symptôme qui, le plus souvent, est la perte de la connaissance. « Il est intéressant de savoir, dit le professeur Soutza, au point de vue physiologique, si les accidents mortels observés dans l'asphyxie dépendent du manque d'oxygène ou de la présence de l'acide carbonique accumulé dans les différents tissus. »

La réponse est quelque peu difficile à donner parce que le manque d'oxygène et l'accumulation de l'acide carbonique sont des phénomènes étroitement liés ensemble. Parmi les physiologistes, les uns attribuent au manque d'oxygène l'état d'excitation qu'on observe dans l'asphyxie, les autres, se basant sur des expériences faites sur des animaux, attribuent à l'acide carbonique l'anesthésie des organes. Rosenthal n'attribue aucune influence à l'acide carbonique. D'après lui, l'oxygène nourrit les organes et son défaut les excite. De même en est-il pour le rôle joué par l'inperméabilité des artères et des veines vertébrales ; car il est clair (Hoffmann) que dans la compression des carotides le retour du sang par la jugulaire est en même temps arrêté et que la circulation collatérale ne peut immédiatement s'établir par les vaisseaux vertébraux d'un calibre plus petit, d'autant plus que le sang retenu dans le cerveau devient rapidement hyperveineux.

On sait aujourd'hui que la ligature des deux carotides est suivie de mort. Les expériences d'Eharmann, de Mulhouse, d'Hoffmann, de Legroux, de Fienzal, de Brouardel, etc., ont suffisamment prouvé ce fait. Pour ce qui nous concerne, les expériences que nous avons faites sur des lapins nous ont prouvé que ces animaux meurent en 20 minutes 40 secondes après l'ouverture de la carotide. Il est une expérience plus intéressante encore ; c'est celle des Drs Descoust et Lévy. Ils ont appliqué la couronne du trépan sur le crâne des animaux avant de les pendre et ils ont pu observer l'arrêt de la circulation vertébrale et une syncope immédiate se produisant consécutivement à l'oblitération des vaisseaux du cou et ils ont vu que ces phénomènes se produisent plus lentement quand les vertébrales, protégées par les apophyses des vertèbres cervicales. laissent encore passer le sang.

Pour ce qui regarde la compression seule des carotides et des jugulaires internes, les expériences que nous avons faites sur nous-même et sur d'autres personnes nous ont donné la preuve convaincante de l'impressionnabilité qu'éprouve le cerveau dans les modifications qu'il subit dans sa circulation. Couché sur un lit, la tête sur un oreiller et comprimant avec l'index, vers la colonne vertébrale, les troncs vasculaires du cou au niveau de l'os hyoïde et du larynx, en moins de quatre à cinq secondes, nous avons senti un voile tomber sur nos yeux, la vue commencer à diminuer et même à s'obscurcir (symptôme annonçant la prochaine arrivée d'un autre phénomène, à savoir la perte de connaissance. que nous n'avons pas laissé se produire). Ensuite les doigts étant ôtés et par un mouvement involontaire du cou. nous avons immédiatement senti, après que la respiration a été rétablie, comme une brûlure et un poids qui s'est étendu sur la face et de la région occipitale de la tête jusque vers les doigts de pied, pesanteur qui peut être comparée à des fourmillements ou mieux à la décharge d'un courant électrique. Cette sensation, on ne peut plus déplaisante, coïncide avec les premiers moments de la perte de la connaissance, c'est pourquoi immédiatement après avoir cessé la compression, nous

avons cherché à faire des mouvements pour nous relever et
sortir de cet état, nous rendant parfaitement compte du danger
par lequel nous avions passé. Cette expérience personnelle nous
l'avons renouvelée sur d'autres personnes qui ont eu la bienveillance de s'y prêter ; les effets et les sensations leur en
étaient inconnus jusqu'alors ; mais elles ont avoué et décrit les
mêmes sensations que nous avions éprouvées. Assises sur une
chaise, nous en face, nous leur avons comprimé seulement les
carotides et les jugulaires internes avec les doigts et le pouce ;
or après quatre à cinq secondes, souvent en moins de temps, leur
visage a commencé à se congestionner et à devenir d'un rouge
foncé. Cette congestion se propageait jusqu'aux globes des
yeux dont la conjonctive ne tardait pas à s'hypérémier. Quand
nous cessions la compression, les personnes avouaient avoir
senti comme nous ces troubles de la vue, cette chaleur à la
face et ces fourmillements parcourant tout le corps. Pendant
tout le temps de ces expériences, la respiration suivait son
cours normal. Quelquefois, cette compression des carotides et
des jugulaires peut amener assez rapidement la perte de la
connaissance. comme nous l'avons observé dans la strangulation
avec les doigts.

Les observations suivantes nous donnent une preuve évi-
dente de la perte rapide de la connaissance.

1re OBSERVATION. — A 4 heures de l'après-midi, le nommé T. D., âgé de
vingt ans, cocher, se querellant avec la femme Catherine S., cuisinière,
tous les deux au service de M. F. P., demeurant dans la rue de l'Écho.
n° 35, prit cette femme à la gorge et la laissa sans connaissance et sans
voix. Admise à l'hôpital Coltzé, la patiente fut conduite dans une salle
réservée du service du Dr Stoïcesco. Après deux heures de soins, elle reprend
connaissance, parle même, mais ne peut avaler, ni se souvenir du moment
où, par derrière, elle a été serrée à la gorge. Les pupilles dilatées ne réagissent pas, la respiration est stertoreuse.

L'anesthésie est générale, des sifflements dans les oreilles, des douleurs
au larynx devenant de plus en plus aigus. Elle a quelques crachats mélangés
de sang et la face est en proie à un léger trismus. Trois jours après, elle sort
de l'hôpital avec quelques nausées, des douleurs au larynx et des sifflements de plus en plus douloureux dans les oreilles.

2e OBSERVATION. — *Étranglement par les mains, incomplet et non suivi de
mort.*

La jeune Catherine Antanesco, commune de Streinii Dobrens (Vidra), district d'Ilfor, âgée de quatorze ans, fut étranglée avec les mains dans la nuit du samedi au dimanche, 15-16 février 1903, dans les circonstances suivantes :

Le criminel, Stefan Ghenef, d'origine bulgare, de complicité avec quelques autres individus, avait tué, en les étranglant, le père et la mère de cette

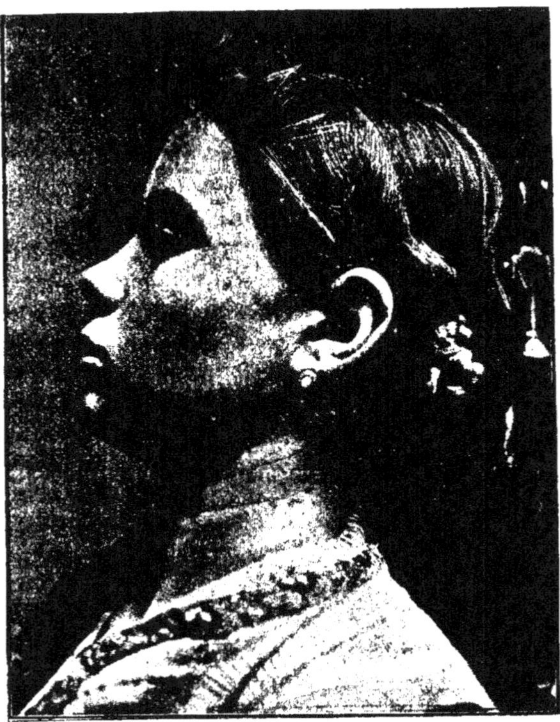

Fig. 3. — Strangulation par les mains inachevée.

jeune fille, pendant cette même nuit, et l'avait surprise pendant son sommeil.

Dormant sur le dos, la jeune fille avait été saisie au cou par les mains de l'assassin, de manière à ce que les deux pouces fussent appliqués à droite et à gauche du larynx et les autres doigts se réunissaient à la nuque.

Ainsi tenue pendant une ou deux minutes, la jeune fille ne donna plus signe de vie et le criminel, la croyant morte, la laissa.

Examen de la victime. — Trois jours après l'accident, nous avons constaté :

1° La face est un peu injectée, tuméfiée, parsemée d'ecchymoses petites et punctiformes, apparaissant plus nombreuses à la loupe.

2° Sur la conjonctive on voit de nombreuses ecchymoses, les unes punctiformes et les autres de la grosseur d'un grain de mil.

3° Les muqueuses du pharynx sont rouges, congestionnées comme les amygdales.

4° Au bord gauche de la langue, correspondant aux canines, on trouve une blessure de 5 millimètres avec une marge ecchymosée.

5° A la partie antérieure du cou, dans la partie gauche du larynx, dans la rainure déterminée par le bord antérieur du muscle sterno-cléido-mastoïdien (voyez la photographie), on trouve une ecchymose bleuâtre, signe caractéristique de la pression des pouces.
Correspondant à cette partie, à la droite du larynx, la victime porte deux écorchures semi-lunaires, identiques à la marque laissée par les ongles et la pression des deux pouces.

6° Alors (après trois jours), la jeune fille n'a pas de douleurs à la gorge quand elle mange ou boit, comme elle en ressentait le premier jour.

7° La voix n'est pas altérée; immédiatement après l'accident, elle ne pouvait parler; mais ce mutisme n'a duré qu'un jour.
Elle accuse de la douleur quand on comprime le larynx avec la main.

8° Dans le conduit auditif, on ne constate ni hémorragie, ni lésion du tympan.

L'expérience sus-citée, comme nous l'avons dit, ne regarde que les carotides et les jugulaires internes. Cherchant d'autre part à nous rendre compte de la compression de tout le système circulatoire du cou et simulant une pendaison incomplète comme on le voit à la figure 4, les résultats ont dépassé toutes nos espérances. Nous passant autour du cou un nœud coulant de cinq millimètres de diamètre, de manière à ce que la compression du cou soit uniforme, nous avons attaché l'extrémité de cette corde à un dynamomètre qui, à son tour, était attaché à une moufle en tenant de la main droite le bout de la corde de traction. Occupant la position marquée par la figure 4, couché sur le côté gauche, il nous a été impossible de rester dans cette position, parce que la perte de la connaissance arrivait rapidement. Nous avons souvent répété sur nous-même cette expérience; mais nous n'avons jamais pu la supporter plus de cinq à six secondes. Dans ces moments de suspension incomplète, surtout quand nous n'étions appuyé que sur la corde, notre physionomie changeait instantanément, la face devenait d'un rouge violacé, se cyanosait, la vue se brouillait, les oreilles sifflaient et, le courage nous manquant, nous interrompions l'expérience. Le dynamomètre, quand la tête et les épaules touchaient seulement le sol, marquait vingt-cinq à trente kilos, alors que notre poids total est de soixante-neuf kilos. Nous avons constaté la même chose chez des personnes qui ont bien voulu se prêter à nos expériences. Nous avons été amené à constater, pendant ces expériences, que, quand le nœud de la corde se trouve à la nuque, la fermeture des vaisseaux et des voies respiratoires se produit plus rapidement. Ainsi, quand nous nous étendons horizontalement sur le sol, quand nous faisons en sorte que le nœud soit à la nuque et que la corde passe sous le larynx, quand la tête commence à monter du sol en haut, les phénomènes décrits plus haut se manifestent immédiatement ; mais quand le nœud occupe une position latérale au cou, la suspension peut durer huit à neuf secondes. Par conséquent, dans la pendaison incomplète, comme le dit fort bien le professeur Brouardel, la pression peut être assez forte pour que la circulation ne puisse plus se faire par les artères ; il suffit que la tension atteigne cinq kilos (d'après nous un peu moins) pour produire une syncope d'origine cérébrale par l'anémie du cerveau, fait dont nous tombons d'accord avec lui après les expériences que nous avons faites sur nous-même.

Ce qui plaide surtout en faveur de l'influence que peut avoir la compression sur les vaisseaux pour ce genre de mort, ce sont les observations de deux aliénés qui se sont suicidés par pendaison. Pour l'une d'entre elles surtout, le foulard avec lequel elle s'était étranglée et qui était passé deux fois autour du cou était si peu serré qu'on pouvait facilement y passer la main, de manière à ce qu'on ne puisse pas admettre que la compression ait pu fermer la trachée et amener la mort.

Nous avons cherché à nous rendre compte du mécanisme de la mort par pendaison complète, c'est-à-dire quand les pieds ne

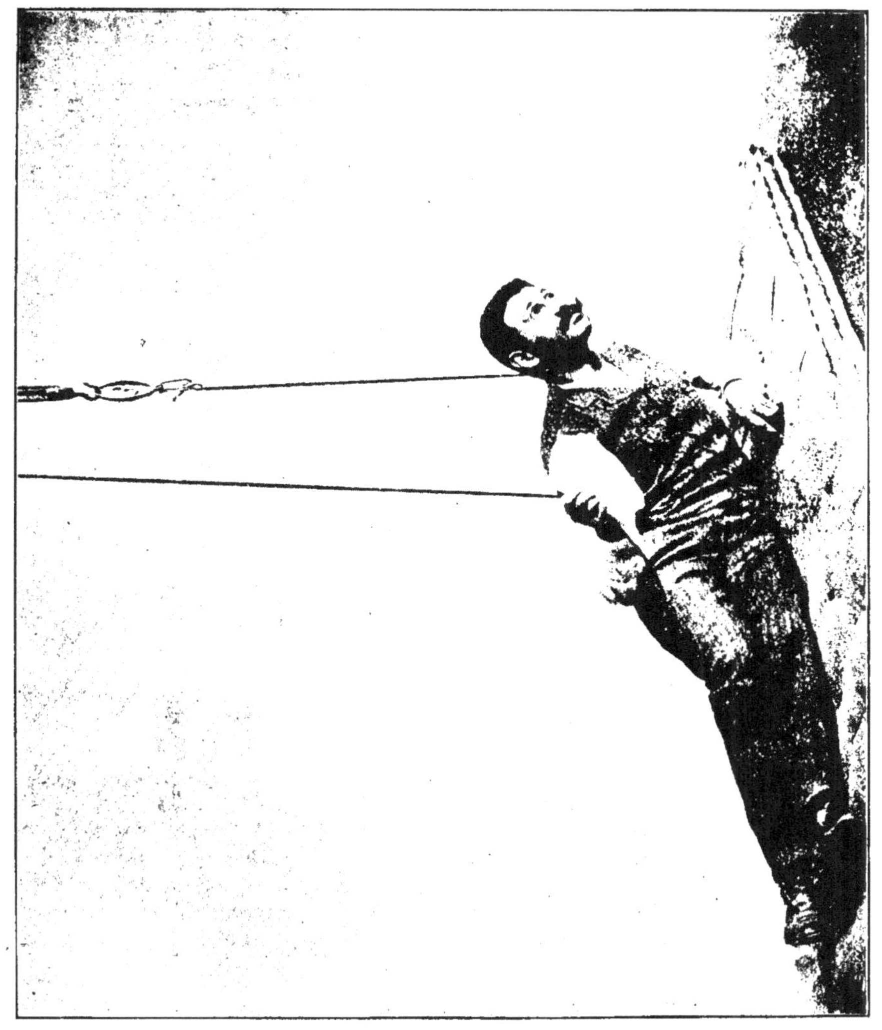

Fig. 4.

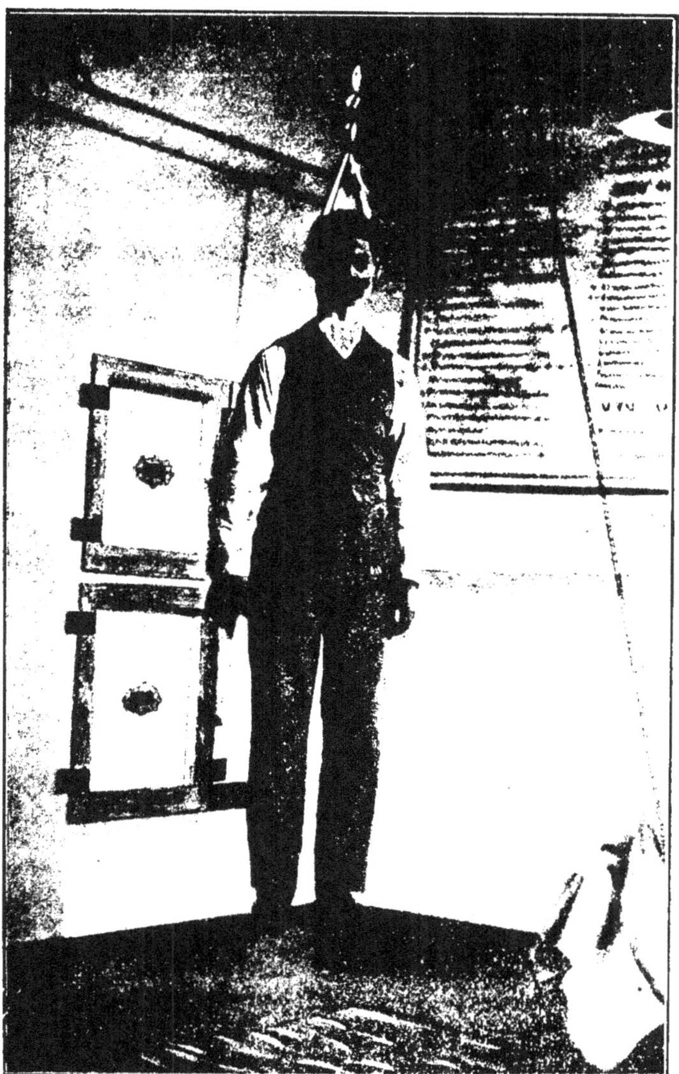

Fig. 5

touchent pas le sol, et. là encore, nous avons entrepris sur nous-même une série d'entreprises dont voici les résultats.

Nous avons installé un appareil de traction comme dans la figure 4, avec un dynamomètre. A cet appareil, nous avons fixé une corde, faite d'une serviette tendue et d'une largeur de quatre millimètres. Après avoir introduit la tête dans ce nœud passant à droite de l'os hyoïde, puis à la nuque, près des oreilles, à droite de l'apophyse mastoïde (fig. 5), j'ai entrepris six à sept pendaisons de quatre ou cinq secondes pour pouvoir m'habituer à la pendaison. Pendant ce temps, le corps était à un ou deux mètres au-dessus du sol. Dans cette première et courte séance, ce que je ressentais le plus vivement, c'était la douleur, la constriction ressentie à droite de l'os hyoïde et au pharynx, douleurs qui commençaient aussitôt que les pieds quittaient le sol, et, après avoir sorti ma tête du nœud, des douleurs pour la déglutition. Dans toutes ces pendaisons, le dynamomètre marquait soixante-dix kilos. Encouragé par cette première expérience, j'en ai fait une plus longue le lendemain. Il est vrai que, dès lors, les séances ont pu se prolonger jusqu'à vingt-six secondes. La figure 5 représente une de ces séances, quand nous étions suspendu à un mètre au-dessus du sol, et dont la durée a été de dix-huit à vingt secondes.

Dans cette séance, nous nous sommes mieux rendu compte des symptômes de la pendaison et du mécanisme de la mort. Dès les premiers moments de la pendaison jusqu'au moment de la descente, la douleur produite par le nœud était si grande, si vive à la droite de l'os hyoïde qu'avec toute bonne volonté nous n'avons pu continuer l'expérience. Dans la figure 5, on lit fort bien sur le visage l'impression de la souffrance causée par ce nœud. Dès l'abord, aussitôt que les pieds quittent le sol, les paupières se contractent violemment; mais la fermeture des voies respiratoires est si hermétique qu'il est impossible de respirer. Nous n'entendions même pas la voix d'un de nos employés chargé de tirer la corde et de compter tout haut le nombre de secondes. Les oreilles nous sifflaient et les douleurs ainsi que le besoin de respiration ne nous ont pas permis de supporter plus longtemps l'expérience : nous avons dû descendre. Après la descente, les yeux larmoyaient, les mouvements de la déglutition devenaient de plus en plus douloureux, surtout à droite des grandes cornes de l'os hyoïde. Ces souffrances ont persisté pendant dix à douze jours. La muqueuse du pharynx s'était hypérémiée, elle était devenue d'un rouge vif et nous ressentions au fond comme la sensation d'un badigeonnage à la cocaïne et une soif ardente durant un jour ou deux, tant nous sentions de sécheresse au fond de la gorge. L'empreinte laissée par la corde autour du cou était marquée par une raie circulaire, entourée de petites et nombreuses ecchymoses, confluentes surtout à droite de l'os hyoïde et des apophyses mastoïdes où elle occupait une longueur de 3 centi-

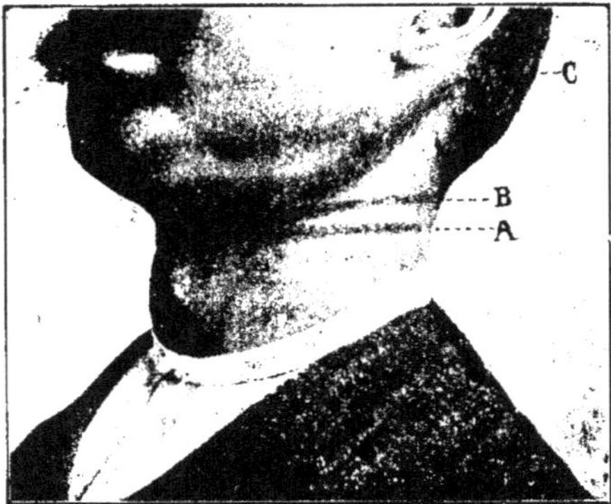

Fig. 6. — A, B, ecchymoses provenant de la pendaison incomplète ; C, ecchymoses de la pendaison complète.

mètres comme on le voit à la figure 6. Elle est apparue au bout de cinq à dix minutes et a persisté pendant huit à onze jours.

Pour ce qui regarde les recherches auxquelles nous nous sommes livré en nous passant un nœud coulant de corde tout autour du cou et nous suspendant ensuite pour simuler la pendaison complète, nous avouons que, malgré tout notre courage, nous n'avons pu supporter cette expérience plus de trois à quatre secondes. La constriction provoquée par le resserrement du nœud de la corde était si vive que souvent, même avant que la pendaison fût complète, c'est-à-dire avant que les pieds aient quitté le sol, le signal conventionnel pour la cessation de la pendaison était fait pour éviter le danger que présentait pour nous une telle expérience.

Il en avait été de même pour les expériences antérieures ; car les phénomènes qui se produisaient étaient si rapidement amenés qu'on ne pouvait aller plus longtemps que quatre à cinq secondes, par crainte d'un dénouement fatal. Les lésions du cou, comme conséquence de ces expériences, peuvent être d'une grande variété. Les fractures de l'os hyoïde ou du larynx sont à peu près inévitables. Après la dernière expérience en ce genre, j'ai gardé une douleur au moment de la déglutition correspondant aux grandes cornes de l'os hyoïde et aux cartilages thyroïdes de droite, et cela pendant un mois. De toutes ces expériences personnelles, nous concluons : Comment se fait-il que certains auteurs qui, comme nous, ont fait ces expériences eux-mêmes (sans nous expliquer toutefois comment ils s'y sont pris) aient pu rester pendus pendant deux minutes ? Nous reviendrons encore sur ce sujet en parlant des symptômes de la pendaison.

Les expériences faites par le professeur Brouardel (*La Pendaison*, p. 40) sur des chiens et des lapins, pour démontrer l'importance du passage de l'air quand il avait trachéotomisé les uns et non les autres, sont encore pour nous une preuve de l'importance que la fermeture des vaisseaux du cou a sur le mécanisme de la mort par la pendaison. Le professeur Brouardel dit : « Un lapin non trachéotomisé meurt après six minutes de suspension ; un lapin trachéotomisé, au contraire, meurt après vingt minutes. » Or, la trachéotomie est faite pour faire vivre et non pour faire mourir ; et si la mort est survenue malgré la trachéotomie, ne doit-on pas plutôt penser à l'influence de l'oblitération des vaisseaux ? Il en est de même des expériences de M. Faure (1) sur les chiens où il a trouvé la trachéotomie seulement de moitié (V. Arrêt de la respiration, page 79).

Répétant les mêmes expériences que le professeur Brouardel, je suis arrivé au même résultat que lui, avec une différence sur

____

(1) FAURE : Caractères généraux de l'asphyxie, *Archives générales de médecine*, série V, 1856, vol. VII et 1858, vol. XI et XII.

la durée, différence produite par une cause que j'ignore encore. Ainsi, quand des lapins de taille moyenne par rapport avec les autres animaux sont morts en vingt minutes (Brouardel), chez nous. c'est en deux minutes qu'ils perdaient la vie ; mais des chiens de grande taille, dont s'est servi le Dr Patenka, sont morts en une minute et demie, cinq, six et dix minutes.

Voici le résultat de mes expériences :

1º Un lièvre, pesant 380 grammes, pendu complètement par le cou au moyen d'une ficelle de 2 millimètres de diamètre, dont le nœud coulant passait au-dessus du larynx et faisait complètement le tour du cou, cesse de donner des signes de vie après deux minutes et demie (d'après Brouardel, six minutes). Après avoir été dépendu, la trachéotomie faite ainsi que la respiration artificielle, le lièvre est revenu à la vie.

2º Un lièvre de 400 grammes, ayant eu une ficelle mince (2 millimètres de diamètre) passée sous la trachée, de manière à comprimer tous les vaisseaux du cou, excepté toutefois les voies respiratoires, a été pendu et n'a cessé de donner signe de vie qu'après deux minutes cinquante secondes. Dépendu et le cœur battant encore, je pratique la respiration artificielle ; je constate que. quoique plus difficilement que le précédent. je peux le ramener à la vie. Et c'est ce qui fut fait.

3º Un lapin trachéotomisé, pesant 390 grammes, pendu par un lacet au-dessus de la partie trachéotomisée, a cessé de donner signe de vie après deux minutes (d'après Brouardel, vingt minutes). Lui aussi a été ramené à la vie par la respiration artificielle.

Les docteurs Mahon, J.-G. Smith et Reineboth citent deux cas relatifs à deux sujets qui ont été trachéotomisés avant d'être pendus et dont l'un a cessé de vivre quelques minutes après avoir été descendu et le second, trois quarts d'heure après seulement ; or, si nous avons en vue les expériences que nous avons faites sur les animaux et sur nous-même. et cela de plein accord avec le professeur Brouardel. nous concluons que l'arrêt de la circulation vertébrale peut déterminer la mort chez un individu qui s'est pendu ; mais, toutefois, qu'il meurt plus rapidement par la privation d'air. Dans les pendaisons incomplètes surtout, d'après notre avis, l'oblitération des vaisseaux du cou joue un rôle plus important que l'oblitération des voies respiratoires. La compression des carotides donne par conséquent la perte de la connaissance et c'est ce qui nous explique que certains pendus trouvent la mort dans une position qui leur aurait permis de se mettre sur pied pour ne pas mourir.

Il faut encore noter le fait que quand la fermeture des vaisseaux n'est pas complète, cas qui se présente toujours quand le nœud de la corde a la position latérale par rapport au cou, notamment quand il est à droite ou à gauche, le cœur continuant à battre, la circulation se fait alors par la carotide et la jugulaire correspondant au nœud : c'est pourquoi, loin d'avoir l'anémie du cerveau et de la face, nous nous trouvons en présence de la congestion et de la face devenant rouge violet. Par conséquent, dans ces cas-là, nous n'avons pas syncope et, en dehors de cela, lorsque, dans certains cas, le nœud passe symétriquement autour du cou (ce qui se produit quand le nœud est en avant ou à la nuque), les pendus ont le visage pâle et, dans l'autre cas, ils l'ont violet. Le professeur Brouardel attache, avec raison, une grande importance à cette question au point de vue médico-légal. « Quand vous notez, dit-il, la présence d'un nœud latéral et que cet individu est pâle et blanc, il vous est permis de douter de son suicide ; on ne doit pas affirmer qu'il y a crime, mais on doit diriger l'enquête dans ce sens. »

Arrêt de la respiration. — La fermeture des vaisseaux dans la pendaison incomplète a la même importance que la compression du tube aérien dans la pendaison complète, c'est-à-dire quand le corps est tout à fait suspendu. C'est ce qui a été prouvé par les expériences faites sur les hommes et sur les animaux qui ont démontré quel rôle joue la fermeture de la trachée. Le professeur Tourdes, introduisant dans la trachée d'un cadavre, après avoir lié les bronches, une matière à injection devenue solide et suspendant ensuite ce cadavre pendant dix heures, de manière à ce que la corde passe au niveau du cartilage cricoïde, a trouvé, à l'autopsie, cette matière complètement désunie au point d'application de la corde ; de même, Vibert, après avoir introduit à la partie inférieure de la trachée un tube de caoutchouc sortant par la bouche et dans lequel il avait injecté de l'eau, a observé que, quand le lacet de la corde passait au-dessus du larynx et quand le thorax était seulement un peu élevé au-dessus de la table, l'eau cessait de passer peu de temps après qu'on avait arrêté la circulation dans les carotides. Les recherches entreprises par Hoffmann et Haumeder (1) et celles d'Eckert (2) sur des cadavres de pendus froids ont démontré que, généralement, la mort était produite non par la compression directe du larynx, mais par le collage de la base de la langue sur les parois postérieures du pharynx.

Les expériences faites sur des sujets vivants ont aussi établi le rôle de l'asphyxie dans la pendaison. Un lapin pendu est mort (en apparence) en 2 minutes 1/2 et la trachéotomie pratiquée l'a rendu à la vie. De même, un lapin, pesant 355 grammes, auquel on avait seulement lié la trachée est mort en une minute. Sans recourir aux expériences faites par Tourdes et Vibert et en nous contentant de celles que nous avons faites sur nous-même, nous avons pu nous convaincre de la rapidité de l'occlusion des voies respiratoires, surtout dans la pendaison complète.

Les quinze kilos donnés par quelques auteurs pour être certain de l'oblitération de la trachée peuvent être exacts quand le nœud de la corde passe sous le larynx (expérience sur un cadavre). Dans le cas où la corde passe au-dessus de l'os hyoïde, comme dans notre cas (expérience que tout le monde peut tenter), on voit qu'il n'est pas besoin de quinze kilos pour que la fermeture ait lieu. Les parties molles de cette région permettent au nœud de la corde de pénétrer plus profondément et de tirer la base de la langue en arrière pour qu'elle vienne s'appliquer au fond du pharynx. A notre avis, il suffit de

(1) Wiener med. Blætter, 1883.
(2) Wirchow's Archiv, 1870.

quatre à cinq kilos pour que la fermeture ait lieu au moyen d'une corde assez mince.

On sait, du reste, qu'il ne faut pas que la trachée soit complètement fermée pour produire la mort. Les expériences de Faure le prouvent. Il avait attaché le nœud coulant d'une corde de 2 mètres de longueur au cou d'un chien et à l'extrémité de cette corde, il avait fixé un poids de 200 kilos. Ce chien avait essayé de s'échapper en mordant la corde dont le nœud, se resserrant de plus en plus. amena la mort en une heure. Ouvrant alors la trachée immédiatement sous le nœud, Faure constata que le calibre de la trachée était réduit mais non complètement obstrué, en un mot, que l'air pouvait pénétrer dans les poumons. D'où il concluait qu'il suffirait que le calibre de la trachée fût réduit de moitié pour que l'asphyxie se produise. Nous, nous avons expliqué que, dans ces cas-là, la mort est rapidement survenue plus par l'oblitération des vaisseaux que par la réduction de moitié du calibre de la trachée.

N'importe où peut être le lacet, comme l'observe le professeur Brouardel, quand la pendaison a lieu, il monte sous le maxillaire et c'est pour cela que le larynx, la trachée et la base de la langue étant tirés en haut par ce lacet, viennent s'appliquer au fond du pharynx et empêcher l'entrée de l'air. En outre, dans la pendaison complète, surtout quand le nœud de la corde se trouve à la nuque, la fermeture des voies respiratoires et l'asphyxie qui en est la suite sont la cause principale de la mort, ajoutant une force d'autant plus grande que le pendu, au moment de sa pendaison, se trouve à une période d'expiration.

3° Compression des nerfs. — Parmi les causes citées par les auteurs pour expliquer le mécanisme de la mort par pendaison, les troubles nerveux occupent le troisième rang. Les expériences faites par ces auteurs pour prouver le rôle de la compression des nerfs du cou ne nous paraissent pas suffisantes pour indiquer une influence aussi grande que celle que leur attribue Thanhofer. La physiologie enseigne que la compression du nerf pneumogastrique peut arrêter ou ralentir les pul-

sations du cœur. Quand certains auteurs, comme Brouardel.
Strasmann (1), Tamassia. Maschka, Laugier, Taylor, n'attribuent pas un grand rôle à la compression de ce nerf, d'autres.
comme Waller, Hoffmann et surtout Thanhofer, médecin
légiste à Budapest. au contraire, considèrent la compression du
pneumogastrique comme la cause principale, en se basant,
surtout ce dernier docteur, sur le fait observé dans les exécutions de justice, notamment parce que le cœur bat très fortement au commencement pour s'arrêter ensuite, absolument
comme lorsque le pneumogastrique est excité.

Waller (2), dans ses expériences faites en 1870 sur les animaux, a observé une anesthésie complète du corps à la suite de
la pendaison, anesthésie que Brouardel considère comme la
conséquence naturelle de la syncope. Ce qui nous pousse à ne
pas attribuer un aussi grand rôle à la compression du nerf
pneumogastrique, c'est que, puisqu'il est placé en arrière des
vaisseaux du cou et d'une grosseur relativement petite, il peut
échapper à une compression moins forte, comme, par exemple,
dans la pendaison incomplète. Si la compression de ce nerf joue
le principal rôle dans le mécanisme de la mort par pendaison.
comme le dit si bien Thanhofer, il faut que la mort arrive plus
vite que lorsque seulement la trachée ou les vaisseaux sont
comprimés. Or, un lapin, pesant 350 grammes et dont j'avais
uniquement lié la trachée, est mort en une minute et demie,
alors qu'un autre. pesant 400 grammes et dont j'avais lié tout
le cou avec les vaisseaux et le nerf pneumogastrique, à l'exception de la trachée, après une très grande compression, est mort
en 2 h. 40. D'où il résulte que la compression du pneumogastrique est plus compatible avec la vie que celle de la trachée.
Bien plus, quand ces lapins ont paru avoir cessé de vivre, les
battements du cœur. qui devaient s'arrêter eux aussi, à la
suite des nerfs pneumogastriques, continuèrent encore et, grâce
à la respiration artificielle. j'ai pu les rendre à la vie. La seule
chose qui pourrait prouver l'influence que le pneumogastrique
a pendant le temps de la compression chez les pendus, c'est le
fait que, chez quelques-uns de ceux qui ont échappé. on

(1) PROFESSEUR FRITZ STRASSMAN: *Lehrbuch der gericht. Medizin*, p. 239.
(2) WALLER: *Prayer Vierteljahrssch.*, 1871, III, p. 99.

remarque pendant quelque temps une aphonie que l'on pourrait mettre sur le compte d'une altération par la traction et la compression des nerfs.

En dehors de cela, chez ces individus, nous trouvons souvent les signes d'une congestion pulmonaire avec de petits foyers apoplectiques de pneumonie, ce qui semblerait indiquer que le pneumogastrique a pu être lésé. Quelques autres auteurs ont dirigé leurs regards vers un autre nerf de la région du cou n'ayant aucune influence sur le cœur et la respiration, c'est-à-dire sur le nerf du larynx supérieur. Que la compression de ce nerf puisse arrêter la respiration et, par conséquent, donner lieu à l'asphyxie, voilà ce que nos expériences nous ont démontré comme n'ayant certainement pas un rôle aussi important. Nous pouvons avoir une idée du rôle que le pneumogastrique joue dans le mécanisme de la mort en lisant les résultats obtenus par les physiologistes Sédillot, Cl. Bernard. Boddaert, Beaunis, Fr. Franck, par la section de ces nerfs. Immédiatement après la section, la respiration s'arrête en expiration: quelques secondes après, une inspiration se produit et la respiration recommence. Après la section des deux pneumogastriques, les animaux ne tardent pas à mourir, les plus jeunes (lièvres et chiens), après un jour ou deux : les plus vieux, après deux et six jours et, malgré cela, quelquefois, surtout chez les chiens, comme l'observe Beaunis, la mort peut survenir plus tard : dans d'autres cas, elle est rapide, immédiate. Ces données ayant été constatées par les physiologistes, que devient alors la grande influence que Thanhofer attribue à la compression de ce nerf, de même que le rôle si grand que peut jouer sa compression dans la pendaison ? Des expériences que nous avons faites sur des lapins, nous avons pu constater qu'après la section des deux pneumogastriques, on observe une plus grande rareté dans les respirations, dont le nombre est moitié moins grand que dans l'état normal, tandis que les inspirations sont plus profondes, plus lentes et sont exécutées avec une plus grande difficulté. Un lapin, pesant 1 kil. 280 grammes, chez lequel nous avons constaté les phénomènes précités, est mort huit heures après la section des pneumogastriques. Les mouvements respiratoires, réduits immédiatement après la section des nerfs à dix-huit à vingt par minute, ont commencé à revenir, après huit à dix minutes, à l'état normal ; mais, après une heure et quart, ils sont tombés à quinze par minute. Le même Thanhofer cite le cas d'un étudiant qui à plusieurs reprises avait comprimé l'un des nerfs pneumogastriques avec le bout des ongles, dans un but physiologique, et qui, poussant plus loin la compression des deux nerfs, tomba, un beau matin, sans connaissance et sans pouls. De même, le professeur Hoffmann dit avoir vu, bien auparavant, le professeur Czermak tenter la même expérience. Or, quand nous avons cherché sur nousmême cette compression, il nous a été impossible de trouver l'endroit où ces deux nerfs peuvent être comprimés séparément des autres. Or, l'anatomie nous enseigne que ce nerf est situé dans la région du cou, à l'angle postérieur formé par la carotide interne et la carotide primitive avec la veine jugulaire interne et que, par conséquent, la compression de ces nerfs entraîne celle des vaisseaux, dont nous avons déjà vu les effets.

Cette position peut parfaitement se voir, ici-même, à la figure 7 où ce fourreau conjonctif enveloppe ces trois organes jusqu'à l'orifice supérieur du thorax. Cela étant, nous nous demandons comment les auteurs précités ont pu réussir à comprimer ce seul nerf quand on sait que cette compression entraîne avec elle celle des deux organes voisins (excepté toutefois quand la compression a été faite après une opération). De même que la compression des jugulaires internes et des carotides ne peut se produire sans comprimer aussi ce nerf, de même nous croyons que cette compression va entraîner aussi celle des vaisseaux. Or, d'après nos expériences indiquées plus haut, on voit que la perte de la connaissance arrive aussitôt que nous comprimons les vaisseaux comme dans le cas, ainsi que le soutiennent ces auteurs, où nous comprimons le pneumogastrique. Mais l'expérience faite sur le lapin nous a prouvé le contraire, à savoir que la section des pneumogastriques ne produit ni la perte de la connaissance, ni l'arrêt du pouls, puisque ce lapin a vécu encore huit heures.

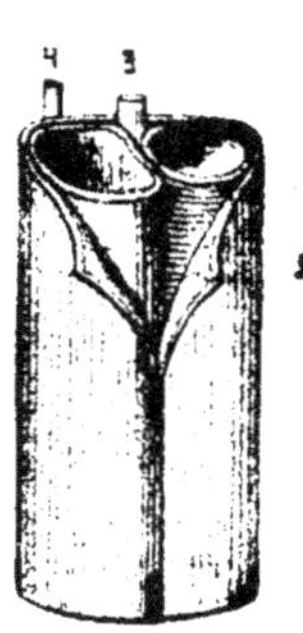
Fig. 7

D'où il résulte que, ou la compression des nerfs pneumogastriques ne joue aucun rôle, ou du moins un rôle très minime, ou qu'elle a un rôle important. Alors, les expériences faites sur les animaux sont loin de correspondre avec celles qui ont été pratiquées sur les hommes, ce que nous croyons fort possible, surtout parce que les recherches personnelles que nous avons faites à l'occasion de ce travail ne correspondent pas toujours avec celles des autres auteurs, et cela sans que nous mettions en doute leur exactitude dans leurs expériences. En général, les expériences faites sur des animaux relativement au pneumo gastrique sont loin de démontrer l'influence que peut avoir ce nerf dans la pendaison. Les travaux contradictoires de Tamassia (1), de Misuracca et de Corin (2) sont là pour le prouver.

Pour ce qui regarde la congestion pulmonaire, les foyers hémorragiques et même les foyers de pneumonie, attribués au pneumogastrique, ils peuvent se former très rapidement. Ainsi nous les trouvons chez ceux qui ont échappé ou tout au moins ont mis un temps assez long pour mourir, c'est-à-dire chez ceux dont la respiration a pu, bien qu'incomplète, se produire encore et donner lieu à la naissance des lésions précitées. D'après nous, la compression du pneumogastrique a une influence aussi minime que possible sur le mécanisme de la mort par pendaison. Les résultats obtenus par Coutagne (3) avec le Dr Reboul, chef des travaux physiologiques du Laboratoire du professeur Morat, de Lyon, au sujet de l'influence du pneumogastrique, ne nous ont pas donné des résultats satisfaisants. Comme on le verra au chapitre : *Examen interne au sujet des poumons*, la congestion pulmonaire a une autre explication. L'asphyxie, dans la compression des vaisseaux, tue un individu *avant* que l'action de ce nerf produise son effet.

Pour l'inhibition, elle peut, en certains cas, déterminer la mort dans le mécanisme de la pendaison. Le professeur Brouardel dit : « Quand un individu se pend, il réalise évidemment

---

(1) TAMASSIA : Dell' azione del pneumogastrica nella morte per appiccamento, *Revista sperimentale*, t. VI, 18 0, III-IV.

(2) CORIN, *Bulletin de l'Académie de Belgique*, 1892.

(3) COUTAGNE : De la pendaison. *Archives d'anthropologie criminelle*, n° 1, 1886.

les conditions nécessaires à la production de l'inhibition. La mort par inhibition n'a donc rien qui doive nous surprendre dans la pendaison. » Nous croyons cependant que ces cas sont rares.

4º *Lésions de la moelle et de la colonne vertébrale.* — Ces lésions ne se produisent que lorsque la pendaison est complète et quand on laisse tomber le corps. Fréquentes dans les pendaisons judiciaires, nous les trouvons rarement dans les suicides, et il n'a été publié aucune observation a ce sujet. Le professeur Brouardel (1) cite le cas d'une vieille femme dont on a pu constater la fracture de la colonne vertébrale à droite de la cinquième vertèbre cervicale.

Le professeur Liman, de Berlin, cite également le cas de la rupture de la colonne vertébrale chez un suicidé qui, en se pendant avec une courroie, est tombé de l'escalier, d'une hauteur de douze pieds, sur le pavé de la cour. A remarquer que, dans le cas qui précède, autour du cou, on n'a pas trouvé de rainure parce que cet individu avait une barbe très fournie qui s'était trouvée entre le nœud et le cou. De plus, la courroie avait été immédiatement coupée.

Ansiaux de Lüstich, cité par Hoffmann, a remarqué la rupture du ligament intervertébral chez un suicidé par la pendaison.

On cite également quelques cas analogues, sans preuves.

Il est indubitable que, chez les vieillards, à cause de la raréfaction osseuse, ces fractures peuvent se produire. Si, comme nous l'avons précédemment dit, la littérature médico-légale est pauvre en ce qui concerne les suicides, par contre, elle est plus riche par rapport aux exécutions judiciaires, en tenant compte du mode d'exécution. Ainsi, en France, quand existait la peine de la pendaison, on liait, tout d'abord, les mains du condamné dans le dos, on lui faisait gravir une échelle, on lui passait au cou un lacet dont le nœud se plaçait de face, sous le menton, de manière à ce que la tête fut renversée un peu en arrière. Le bourreau, placé sur l'échelle, le lançait dans l'espace d'un coup de genou et s'accrochait en même temps au supplicié pour ajouter son propre poids à celui du pendu, d'où résultait une très forte tension de la colonne vertébrale.

(1) *La Pendaison*, obs. 2, page 123.

Les lésions dont nous parlions tout à l'heure pouvaient parfaitement bien se produire. Or, malgré cela, on connaît avec quelle brutalité, en Angleterre, se font ces sortes d'exécutions par les mains d'un bourreau improvisé, pris souvent dans la classe des criminels pour jouer ce rôle pour la première fois: on sait aussi que le pendu est précipité d'une hauteur de trois à quatre mètres. Dans ces conditions, les lésions devraient fréquemment se produire ; cependant, elles sont rares et celles qui ont été observées jusqu'ici n'ont été rencontrées que chez des vieillards. J'ai lu, à cette occasion, dans de nombreux traités, que la tête se séparait du tronc. J'en ai été surpris et, voulant bien m'en rendre compte, j'ai fait de nombreuses expériences sur des cadavres qu'on laissait tomber d'une hauteur de quatre à cinq mètres ; mais jamais je n'ai vu cette décapitation. Puisque des autorités comme Brouardel et Hoffmann citent ces cas, il faut cependant qu'ils aient existé.

Les résultats de nos expériences ont été les suivants :

Deux cadavres ont été liés au cou par le nœud coulant d'une corde de 12 millimètres et attachés à une poutre élevée de 7 mètres au-dessus du sol, par le moyen d'une poulie. Ensuite on les a laissé tomber de manière à ce que les pieds ne touchent pas la terre dans leur chute et qu'ils soient toujours retenus par le cou. Or, deux fois, la corde neuve s'est rompue au cou, à droite du nœud et j'ai dû en prendre une plus grosse, de 15 millimètres.

L'expérience a été faite à plusieurs reprises sans amener la décapitation. L'un de ces cadavres pesait 47 kilos. La circonférence du cou, qui auparavant mesurait 38 centimètres, après la chute, n'avait plus que 26 centimètres. En disséquant la région du cou, je n'ai trouvé aucune fracture de la colonne vertébrale ; mais j'ai observé une certaine mobilité dans la région cervicale, surtout à droite des cartilages intervertébraux des espaces 3, 4 et 5.

Par conséquent, en matière de suicide, ce qui nous intéresse le plus, nous médecins légistes, ce sont les lésions de la moelle et de la colonne vertébrale que nous ne rencontrons qu'à titre d'exceptions. Sur 130 suicides par pendaison, pas un seul n'a présenté de ces lésions. Toutefois elles peuvent se produire lorsque la secousse est subite et d'une certaine violence. Le Dr Pellereau dit pourtant : « La perte de la connaissance est instantanée *parce qu'elle est toujours due à la luxation complète des deux premières vertèbres cervicales* », ce qui, à notre avis, ne peut être vrai.

La pratique d'un très grand nombre d'autopsies nous a prouvé que lorsqu'on ouvre la tête le cou posé sur un billot dont le bord est aigu, ou quand le billot manque (à l'occasion d'autopsies en dehors des salles qui y sont consacrées), la tête tirée en dehors de la table et reposant le cou sur le bord on peut obtenir des craquelures et des fractures de la colonne vertébrale.

J'ai visité un nombre considérable de salles d'autopsie des grands centres de l'Europe, en particulier pendant le cours de mes études à l'étranger, et j'ai été peiné de constater que l'opération de l'ouverture de la tête était laissée aux soins des domestiques sans l'assistance du médecin. J'ai même assisté à des scènes barbares comme celle-ci : quand un serviteur devait en une demi-heure ouvrir trois ou quatre crânes, fatigué et mécontent de ce service qui est un des plus difficiles dans les autopsies, cet homme séparait la tête en lui imprimant un mouvement brusque tantôt à droite, tantôt à gauche, de sorte que les lésions de la colonne vertébrale avec luxation et déchirures étaient facilement produites, surtout chez les sujets déjà vieux. Si l'on n'a pas publié ces lésions *post mortem*, cela vient de ce que la mort de ces sujets était connue avant, ce n'était pas la pendaison et, d'un autre côté, ces lésions ne pouvaient induire en erreur les médecins légistes compétents et leur faire croire qu'elles existaient avant la mort.

Si j'ai parlé de ce fait, c'est parce que je sais que bon nombre de médecins ne remplissant pas toutes les conditions pour être médecins légistes et je puis même ajouter que la généralité des médecins remplissant le rôle de médecin légiste dans certains pays sont loin d'être à la hauteur de leur mission ; c'est pourquoi je ne suis nullement étonné que quelques-uns aient vu dans une lésion de la moelle *post mortem* une lésion survenue pendant la vie surtout chez les pendus. J'ai eu l'occasion de faire l'opération suivante : appuyant le cou d'un cadavre sur le bord d'un cercueil et taillant avec la grande scie le crâne et le cerveau (comme cela se fait en France), j'ai réussi à produire deux ruptures de la colonne vertébrale, dans la région cervicale, à la droite des vertèbres V et III du cadavre d'un homme âgé de quarante ans. Il est certain que chez les sujets plus avancés en âge, ces lésions sont plus fréquentes. C'est ainsi qu'ayant été chargé de l'instruction des étudiants au point de vue de la partie technique des autopsies, j'ai vu se produire ces lésions au moment où l'un de ces étudiants pesait avec force de la main gauche sur la tête du cadavre et la faisait tomber un peu plus bas pour commencer l'incision sous le menton ; c'est alors que, le bois de dessous les épaules étant moins élevé et mal mis, des craquements se produisaient dans la colonne vertébrale.

La mort par la pendaison étant en même temps l'interruption de l'entrée de l'air dans les poumons et le retour du sang du cerveau au cœur, quelques auteurs ont dit, en ce qui regarde la pendaison judiciaire, qu'il est inutile de recourir à ce procédé barbare qui consiste à faire tomber en l'air, d'une certaine hauteur, le corps du condamné dans le but de luxer les deux vertèbres cervicales et d'amener, par conséquent, la compression de la moelle par l'apophyse odontoïde, résultat rarement obtenu et qui, d'autre part, n'est pas du tout incompatible avec le retour à la vie. Devant un procédé si barbare, un philanthrope anglais Graerne (1), demande que l'exécuteur place la corde, qui doit être molle et solide. autour du cou du condamné, sous le larynx et que le supplicié soit pendu par traction et non précipité. et que s'il pèse moins de 75 kilos, on place. attaché à ses pieds un poids suffisant et en le laissant une demi heure dans cette position.

Symptômes de la pendaison. — Ces symptômes nous sont aujourd'hui fort connus et nous le devons à ceux qui ont été sauvés à temps et à ceux qui ont fait des expériences sur eux-mêmes : Fleischmann (2), Hammond (3). Club des Pendus (4), etc.

Les expériences que nous avons faites sur nous-même ont prouvé deux choses : 1° que les symptômes décrits correspon-

---

(1) GRAERNE ; Communication au journal *Sanitorium* : *La Médecine populaire* 23 septembre 1883.

(2) FLEISCHMANN D'ERLANGEN : Différents genres de mort par [la [strangulation *Annales d'hygiène*, 1™ série, t. VIII, p. 432.

(3) HAMMOND (médecin anglais) : *La Médecine populaire*, 13 septembre 1883.

(4) *Pall Mall Gazette*, d'où le *Temps*, 18 octobre 1885, a publié les impressions de membres du Club des Pendus.

dent à la réalité ; 2° que quelques-uns sont tout à fait inexactement dépeints. Quand nous sommes complètement d'accord avec Fleischmann en ce qui concerne les symptômes de la pendaison, qu'il a pu constater sur lui-même ainsi que nous l'avons fait aussi, nous sommes loin d'admettre, avec lui, la possibilité de pouvoir rester pendu pendant deux minutes sans que la perte de la connaissance ne soit survenue bien avant ce laps de temps, soit qu'il ait pu rester en cet état et pendant ces deux minutes avec le lacet faisant incomplètement le tour du cou, pouvant à volonté disposer de son temps, soit qu'il ait placé la boucle sous le cou.

Pendant les douze tentatives et expériences de pendaison que nous avons faites sur nous-même, il nous a été impossible, avec la meilleure volonté du monde. de servir la science et, au péril de notre vie, de les supporter plus de vingt-six secondes. Après chaque descente. nous étions très étrangement surpris du petit nombre de secondes comptées par les deux aides chargés de nous assister. alors que, dans notre pensée, nous croyions être resté suspendu pendant plusieurs minutes. En cela, rien n'est plus remarquable que les justes appréciations du professeur Brouardel : « Quand nous faisons cuire un œuf à la coque, les trois minutes qui sont nésessaires à sa cuisson nous paraissent interminables. Il en est encore ainsi quand plusieurs individus s'intéressent à un même spectacle, au sauvetage d'un noyé par exemple. Les uns vous diront que l'individu est tombé dans l'eau depuis cinq minutes. les autres depuis un quart d'heure. Les uns et les autres l'ont vu tomber, les uns et les autres sont de bonne foi. »

Si nous avions des détails sur la forme et la position de la boucle passée au cou de MM. Fleischmann, Hornshaw (1) et de l'Américain Scott (2) pendant le temps qu'ils faisaient des

---

(1) Publié par le *Dr Chowne*. Cet Hornshaw exerçait le métier de donner des représentations en public et il est mort pendant le cours d'une des séances après avoir été ramené trois fois à la vie (janvier 1840). On sait, de même, que, lors d'un traitement inventé par un médecin russe pour combattre l'ataxie locomotrice et autres affections nerveuses au moyen de la suspension du corps, quatre cas mortels sont survenus.

(2) Ce Scott, qui donnait aussi des représentations publiques, ne pouvant, un certain jour, interrompre à temps l'expérience, est demeuré complètement pendu,

expériences publiques, il nous serait facile d'évaluer le nombre de secondes ou même de minutes pendant lesquelles ils sont demeurés suspendus.

Du fait que des personnes ont donné des représentations publiques de pendaison dont elles ont été les premières victimes, nous pouvons conclure que leur cou était pris de telle façon que les phénomènes qui devaient se produire dans la pendaison complète n'ont pas eu lieu ou, s'ils se sont manifestés, ils se montraient d'une manière assez incomplète pour amener la mort. Nous avons réussi à tenir pendu pendant trente secondes, et sans qu'aucun phénomène se soit manifesté, ni qu'il y ait eu perte de connaissance, un de nos aides qui a bien voulu se prêter à cette expérience. Étonné de cette résistance quand nous n'avions pu nous-même demeurer suspendu plus de vingt-six secondes, nous avons constaté que la position du cou dans la boucle de la corde était tout autre que celle que nous avions eue. En effet, comme il nous l'a avoué lui-même, au moment où il plaçait le cou dans la boucle, par peur, il contractait la musculature du cou et rapprochait le menton du larynx de manière que la boucle ne pénétrât pas profondément et, par conséquent, n'empêchât ni la circulation, ni la respiration d'une façon à peu près complète. Pendant tout le temps de la pendaison, il s'appuyait beaucoup plus sur le maxillaire inférieur, ce que nous avons pu, du reste, constater par deux érosions qui se trouvaient en arrière de l'angle du maxillaire inférieur indiquant le point d'appui et ces érosions ont persisté cinq à six jours. Il est certain que, dans de pareilles conditions, il peut se trouver une foule d'individus pouvant donner en public des représentations capables d'attirer l'admiration des naïfs. C'est pourquoi nous désirerions trouver un homme qui, devant un jury sérieux ou une personne ayant déjà tenté sur elle-même de semblables expériences, se placerait au cou un nœud coulant (l'anse de la boucle passant à droite de l'os hyoïde ou par-dessus et le nœud de la boucle étant à la nuque ou *vice-versa*), et resterait suspendu,

quand, à la satisfaction du public, on croyait qu'il la prolongeait encore. Il resta en cet état pendant treize minutes; mais, quand on vit qu'il ne donnait plus signe de vie, on le porta à l'hôpital où tous les soins furent inutiles. Il était trop tard : trente-trois minutes s'étaient écoulées.

non pas deux minutes, comme Fleischmann le prétend pour quelques individus, mais dix à vingt secondes, et cela sans conséquences funestes pour sa santé ou pour sa vie. Et ce que nous avons dit précédemment est si vrai que toutes les fois que, personnellement, nous avons voulu que la boucle fît complètement le tour du cou (comme dans une vraie pendaison), il nous a été impossible de demeurer en cette position plus de deux à trois secondes à cause des terribles douleurs que nous ressentions et par crainte de la mort ou de la fracture d'un de nos os.

La figure 4 relate, à ce sujet, l'expérience faite sur nous-même d'une pendaison incomplète et dans laquelle la boucle faisait le tour complet du cou. Dans ce cas, nous n'avons pu la supporter plus de cinq à six secondes. Au reste, notre témoignage est confirmé par les auteurs qui ont fait ces expériences sur eux-mêmes. Le Dr Hammond, en présence de deux amis, s'est pendu comme nous et, comme nous, il a ressenti les symptômes que nous avons décrits précédemment. Quant à Fleischmann, il n'a pu résister plus de quatre-vingts secondes.

La majorité des auteurs divise en trois périodes le moment où le corps attaché par le cou est laissé à sa propre pesanteur pour tomber et le moment où meurt l'individu. Ces périodes correspondent aux symptômes suivants :

I. — Période caractérisée par l'anesthésie avec perte de la connaissance.

II. — Période convulsive, caractérisée par des spasmes et des contractions musculaires.

III. — Période d'asphyxie ou de mort apparente terminant la scène.

PREMIÈRE PÉRIODE. — Cette période que, du reste, nous connaissons parfaitement d'après les expériences faites sur nous-même, nous donne, chronologiquement, les symptômes suivants : rougeur à la face allant parfois à la cyanose; (ce que l'on constate quand la boucle ne fait pas complètement le tour du cou, c'est-à-dire quand l'oblitération des vaisseaux ne se

fait pas bien), une sensation de chaleur au visage, sifflements
dans les oreilles avec perte de l'ouïe en certains cas, (suivant
que la pendaison est complète ou non), troubles dans la vue,
apparition de lumières fugitives dans le champ visuel ; enfin,
un poids exagéré du corps qui paraît être deux ou trois fois
plus grand et qui, dès les premiers moments, exerce son action
au niveau du cou où se fait sentir la constriction, puis la perte
de la connaissance. L'instinct de la conservation, dans ce genre
de suicide, n'existe pas comme dans les autres genres de suicide, la noyade, par exemple.

Il est un fait que nous devons connaître, et que nous observons chez les pendus, qui, dans les premiers instants de la
pendaison ou un peu plus tard, sont tombés à terre parce que
la corde avait été rompue, c'est qu'ils meurent immédiatement
parce qu'ils ont perdu connaissance et que, par conséquent, ils
ne peuvent faire aucun mouvement pour desserrer le lien qui
les étrangle. (Nous avons observé cela chez quatre individus).
C'est si vrai que, pendant une des douze séances de pendaison
complète et que nous étions nous-même suspendu à deux
mètres au-dessus du sol, faisant le signe conventionnel pour
nous descendre, un de nos assistants qui tenait le bout de la
corde à laquelle nous étions suspendu, voulut nous prendre
dans ses bras de peur que nous ne tombions, et, par imprudence ou par hâte, oublia de lâcher la corde, de sorte que, bien
que nous nous trouvions dans ses bras, nous avons failli perdre
connaissance puisque nous ne pouvions même pas dénouer la
boucle qui nous enserrait le cou.

Nous ne devons pas perdre de vue et il est nécessaire de
signaler un fait que la majorité des auteurs ignorent, nous
voulons parler de l'absence complète de douleur. C'est ainsi
que Tourdes (1) dit :

« Tous ceux qui, pour une cause ou pour une autre, échappent à la mort, signalent l'absence absolue de la douleur ;
mourir ainsi n'est rien, nous disait un individu sauvé par sa
femme qui avait coupé la corde à temps. »

De même, Pellereau dit : « La chute du condamné n'est

(1) Tourdes : *Traité de Médecine légale*, page 710.

accompagnée d'aucun cri (1) », voulant dire, par là, que la pendaison ne procure aucune douleur ainsi que l'exprime également le Dr Graerne (2) dans le *Sanitorium*, Revue anglaise à laquelle il communique que le supplice par la pendaison, malgré toutes les contorsions du patient, n'est pas douloureux. Cœsalpin ajoute que les pendus échappés à la mort ont déclaré qu'ils ont été frappés de stupeur et que, par suite, ils n'ont rien senti. Wepfer rapporte deux cas de pendaison incomplète où la rapidité de la stupeur a été vertigineuse et la douleur à peu près nulle.

Le chancelier Bacon cite le cas d'un gentilhomme qui voulait expérimenter sur lui-même si les pendus souffraient ou non. Pour cela, il passa une boucle de corde au cou et monta sur une chaise qu'il renvoya plus loin, pensant que, quand il le voudrait, il pourrait remonter dessus ; mais ce fut impossible, car il perdit immédiatement connaissance. Cette expérience eût coûté la vie à ce gentilhomme si un ami, survenu par hasard, n'eût coupé la corde. Et malgré cela, nous ne savons pas s'il a ou non souffert.

Dès maintenant, nous avouerons que les plus terribles douleurs, nous les avons senties dans la région du cou, soit à cause de sa contriction, soit par suite de l'oppression du larynx, surtout de l'os hyoïde sur le pharynx. Ces douleurs, comme il a été dit plus haut, étaient si grandes que, pendant le temps des douze séances de pendaison complète, nous laissions s'écouler de douze à quinze minutes, d'une expérience à l'autre, non pas seulement à cause de la peur de la perte de la connaissance ou d'un accident fortuit et fatal, mais surtout à cause des douleurs intolérables que nous endurions. Chacun peut contrôler, sans danger pour sa vie, ce que nous venons d'affirmer. Pour s'en bien rendre compte, on n'a qu'à prendre la position verticale et à passer à son cou le nœud coulant d'une corde dont le bout aura été fixé à un appareil de traction, et, aussitôt on observera qu'à une traction de trois à quatre kilos, quand le

(1) PELLEREAU : *De la pendaison dans les pays chauds.*
(2) Dr GRAERNE : *La Médecine populaire*, 27 septembre 1883.

corps commence à s'élever, que les pieds ne touchent plus le
sol, les douleurs deviennent si insupportables que l'on a bientôt fait de renoncer à la pendaison complète. L'insensibilité du
cou, provoquée par les irritations mécaniques, a été décrite
par Brown-Séquard. Deux de nos pendus avaient eu soin, avant
l'expérience, de se placer un foulard autour du cou pour amor-
tir la douleur produite dans les premiers moments de la pendaison. Le fait nous a paru d'autant plus curieux que les au
teurs ayant fait ces observations sur eux-mêmes ne l'ont pas
mentionné. Il n'y a pas à parler ici de ceux qui, s'étant pendus
ont été sauvés, puisque, dans la majorité des cas, ces individus
ont subi une perte de mémoire quant aux faits qui ont précédé et
suivi leur pendaison. Comme on le verra plus loin, au sujet des
pendaisons complètes ou ratées, ces individus ne savent donner aucun détail ni sur les circonstances de leur suicide, ni sur
les douleurs qui l'ont accompagné.

Chez les pendus sauvés, on peut observer les phénomènes
suivants : perte de la mémoire, convulsions, troubles psychiques. Bien plus, on a vu souvent la guérison de psychose antérieure à la suite de ces tentatives de suicide. Dans les deux cas
décrits pages 623 et 624 et dans les cinq autres mentionnés pages
613 et suivantes, relatifs à des pendus ayant pu être sauvés, nous
avons.eu occasion de remarquer ces phénomènes. Les phénomènes psychiques sont caractérisés par des états d'excitation
ou de dépression souvent accompagnés de confusions mentales.
Ils sont, toutefois, transitoires, de courte durée et, rarement,
ils deviennent durables de manière à amener l'affaiblissement
de l'intelligence.

Comme nous l'avons dit précédemment, il y a des cas où les
troubles psychiques, qui s'étaient montrés auparavant, disparaissent à la suite de la tentative de suicide. On a déjà publié
des observations à ce sujet. Telles sont celles de Wagner,
Féré et Bréda, Wite, Pick, Wolf et les huit cas dont parle
Platanow (1) parmi les trente qu'il cite, et, enfin Verse 2).

(1) Belin (de Karkoff) : Troubles psychiques et nerveux chez les pendus ramenés à la vie. (*Messager d'hygiène publique de médecine légale et pratique*. Janvier, février 1896.

(2) Verse : De la pendaison incomplète ou ratée et des accidents consécutifs
Thèse de Lyon 1892.

Aussitôt qu'un pendu a été sauvé, on constate que le patient a perdu d'abord la mémoire de tout ce qui se réfère à la période pendant laquelle il a perdu connaissance, ensuite ce qui a précédé sa tentative de suicide et, enfin, ce qui s'est passé plus anciennement (rétroactive). Ces phénomènes, disent certains auteurs, comme Belin, sont analogues à ceux qui se rencontrent dans l'épilepsie, la commotion cérébrale, l'intoxication, même la noyade, de sorte, disent-ils, qu'il est probable que, dans tous ces états pathologiques, il se produit ces mêmes phénomènes de dilatation des vaisseaux cérébraux, par conséquent, une accélération de la circulation.

Voici deux cas de pendus sauvés qui nous donnent une idée assez claire des phénomènes constatés (1) :

PREMIÈRE OBSERVATION. — L'individu J.-B., Hongrois, ouvrier, célibataire, âgé de vingt-trois ans, a cherché à se pendre, le 12 août courant, au moyen d'une corde faite avec le cordon du tablier qu'il portait, à un arbre qui se trouvait au bord d'un fossé, à proximité de l'hôpital Colentina. Le sergent de ville posté là pour la nuit, passant le soir, vers dix heures, de ce côté-là (à une distance de 12 à 15 mètres), fut attiré par des gémissements sourds et, ne pouvant rien voir à cause de l'obscurité, il se dirigea du côté d'où venaient ces gémissements et ce bruit. Arrivé à cet endroit, il trouve cet individu pendu à l'arbre, dans la position verticale, et donnant encore signe de vie. Vite, il tire son sabre-baïonnette pour couper la corde ; mais il ne peut y réussir. Il prend alors le pendu dans ses bras pour que la corde se desserre un peu autour du cou du suicidé et il appelle une femme qui passait. Celle-ci, montant sur l'arbre, défait la corde, et le laisse retomber sur le sol. Il était sans connaissance.

Il ne proféra aucune parole ; mais il ne faisait que respirer avec peine en râlant. En cet état, il fut transporté à l'hôpital Colentina situé tout à côté et il fut installé dans la chambre de garde. On peut évaluer à dix minutes le temps qui s'était écoulé entre l'arrivée du sergent, sa tentative pour couper la corde avec son sabre-baïonnette et le dénouement par la femme du lien qui retenait le pendu à l'arbre. L'interne de garde nous apprend qu'à l'arrivée, le patient était en complète résolution ; pieds et mains tombaient à terre, qu'il ne pouvait se tenir debout, et ne disait rien, puis que le réflexe cornéen avait disparu et que la respiration était rare et pénible. On lui avait immédiatement administré trois injections d'éther et, voyant que le pouls battait faiblement, on en avait fait une autre de caféine avec de nombreuses frictions sur tout le corps. On le coucha

____

(1) Voyez aussi les cas notés.

ensuite sur le flanc, car, dans toute autre position il eût cessé de respirer. Le lendemain, à neuf heures du matin, revenu à la santé, il était congédié de l'hôpital. C'est alors que nous l'avons appelé et qu'après l'avoir examiné nous avons fait les constatations suivantes : autour du cou, une raie bien prononcée ou sillon, comme on peut la voir, figure 9, colorée en rouge foncé et entourée de nombreux points ecchymotiques. Ce sillon ne faisait pas le tour complet du cou ; mais il avait la forme d'un fer à cheval dont la partie courbée venait sur le côté latéral droit du cou et les

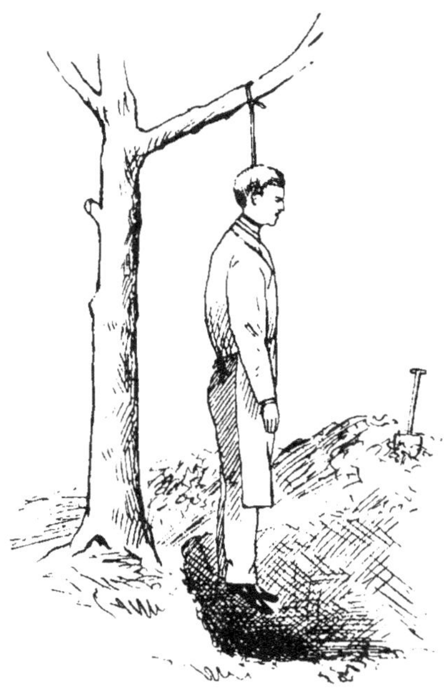

Fig. 8.

extrémités se réunissaient sous le maxillaire inférieur, où, à cause de la pression du nœud, était restée une érosion de la grandeur d'une pièce d'un franc. Cette raie obliquait de gauche à droite et de bas en haut, passant à droite de l'os hyoïde. La moitié de la partie latérale gauche du cou correspondant aux vaisseaux n'avait pas été comprimée. Le patient parlait doucement et il est resté comme enroué depuis sa pendaison. Il sent que son cou est plus enflé et il éprouve des douleurs pendant la déglutition à droite de l'os hyoïde et du larynx, surtout quand il boit ou mange. Au sujet

de la sensibilité cutanée, nous constatons une anesthésie de la partie latérale
droite du cou et du côté droit du visage de même que vers la région voisine du sillon.

La réponse aux piqûres d'aiguille vient en retard et ce n'est que quand
l'aiguille a pénétré à une profondeur de 3 à 4 millimètres qu'il accuse de
la douleur. Rien d'anormal à l'ouïe et au goût. Il voit bien et il n'a nullement saigné des oreilles. J'observe ensuite la langue et remarque au-dessous, à droite, une ecchymose grosse comme un grain de chènevis : mais

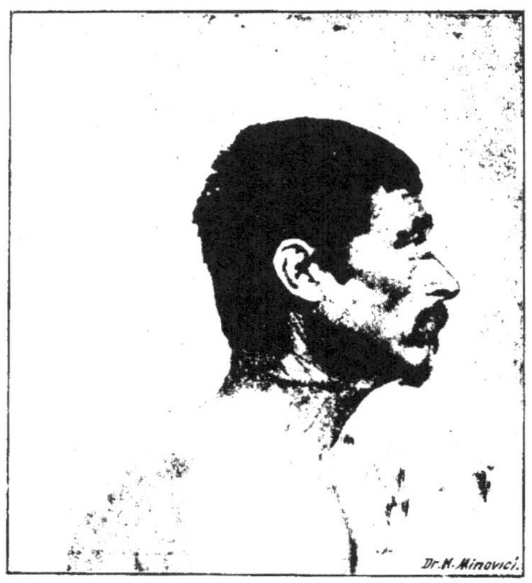

Fig. 9.

la muqueuse du fond de la gorge était hypérémiée. Nous n'avons observé
ni ecchymose rétro-pharyngienne, ni morsure à la langue.

De son propre aveu et de celui du sergent, pendant le temps de la pendaison, il n'a émis aucune matière fécale, ni uriné, ni éjaculé. En l'auscul-
tant, nous avons entendu à la base des poumons comme des râles de
congestion. Il n'a pas eu d'hémoptysie ; mais, depuis l'accident, il tousse
fréquemment. Le patient se plaint de douleurs au palper de la région
antérieure du cou et, à cette occasion, nous n'avons constaté aucune
fracture de l'os hyoïde ni du larynx.

Quand nous lui avons demandé le motif de sa triste détermination, il nous a déclaré ce qui suit :

Se trouvant dans un cabaret où il avait bu et mangé, il était parti je ne
sais où. « Je ne me rappelle pas du tout, dit-il, le moment de ma pendaison
ni ce que j'ai senti, ni quand la femme et le sergent m'ont, prétendent-ils,
sauvé. Je sais seulement que je suis sorti aujourd'hui de l'hôpital Colentina : comment, je ne puis me le rappeler. »

Ces déclarations du patient sont, à notre avis, une preuve
convaincante de l'amnésie rétrograde que nous rencontrons chez
les pendus et qui a, au point de vue de la médecine légale, une
importance capitale, surtout dans les cas où il est question d'un
individu ayant, avant de se pendre, commis un crime ou un
délit et qui, ramené à la vie, pourrait fournir certains détails
au sujet de la perpétration de ce crime soit comme témoin,
soit comme prévenu. La connaissance de ce fait est absolument
indispensable aux magistrats qui admettent difficilement la
perte absolue de la mémoire dans ces cas spéciaux, surtout
quand ils ne sont pas avertis de la possibilité de cette perte et
qui, dans cette circonstance, concluraient qu'ils sont en présence d'un individu qui dissimule. C'est surtout à cette perte
rétrograde de la mémoire que la médecine légale doit donner
ses soins. D'après certains auteurs (1), la cause de ces troubles
psychiques serait due à une excitation cérébrale résultant du
retour brusque et violent à l'état normal de la circulation cérébrale qui avait rapidement été interrompue auparavant et cela
seulement en ce qui concerne les états d'excitation : mais pour
les états de dépression et de faiblesse intellectuelle, ils sont dus
à des troubles de longue durée provoqués par la nutrition cérébrale.

De même, la guérison que certains psychiatres ont obtenue
par la pendaison ne peut s'expliquer que par l'accélération de la
circulation cérébrale, accélération qui améliore le processus
chimique de la nutrition du cœur.

Revenant à ce que nous avons déjà dit, à savoir : l'absence de

---

(1) E. F. BELIN : Étude sur les troubles psychiques et nerveux chez les pendus
rendus à la vie. *Messager d'hygiène publique de médecine légale et pratique.*
Janvier, février 1896.

douleur dans la pendaison, nous avouons qu'elle ne peut être
admise que chez les personnes atteintes de cette amnésie, car
on sait que les pendus ramenés à la vie ne se souviennent ni
de ce qui s'est passé au moment de leur tentative, ni de ce qui
est survenu au moment où ils ont été rappelés à la vie. Ils ne
peuvent donc rien dire de la douleur. Ces douleurs sont inévitables, surtout dans la pendaison complète et, comme elles
surviennent aussitôt après la perte de la connaissance, les pendus les oublient, comme ils oublient du reste, jusqu'à leur
retour à la vie.

Voici un exemple d'amnésie ne concernant que le temps de
la pendaison et jusqu'à ce que la personne ait repris ses sens.

2° Observation. — La jeune A.-M., Roumaine de Transylvanie, dix-neuf
ans, servante, célibataire, ayant été abandonnée par celui qu'elle aimait,
décida de se pendre. Dans la matinée du 16 juillet courant, en l'absence de
ses maîtres, elle s'enferma dans la cuisine au milieu de laquelle elle plaça
une armoire dont elle atteignit le haut au moyen d'une chaise. Alors, au
crochet de la lampe placé au plafond, elle lia la corde qui servait à étendre
le linge et qu'elle eut soin de laisser tomber en bas. Avec l'extrémité de
cette corde, elle fit une boucle qu'elle se passa au cou et se laissa aller en
bas.

La laitière, voulant entrer dans la cuisine, trouva la porte fermée, puis,
regardant par la fenêtre, elle vit la pendue agitant les pieds et les mains (le
corps se trouvait suspendu à 2 mètres au-dessus du sol). Comme les maîtres
n'étaient pas là, la laitière s'empressa d'aller avertir les voisins et les locataires
qui, ne pouvant ouvrir la porte, appelèrent à leur aide un cabaretier du
voisinage ; celui-ci enfonça la porte, coupa la corde et mit à terre la pendue
qui avait eu déjà des émissions involontaires d'urine et de matières fécales.
Les personnes présentes, voyant leurs soins inutiles, la transportèrent à
l'hôpital Caritas. Là, elle fut prise de vomissements abondants (2 à 3 kilos),
après lesquels et sans aucun autre traitement, elle revint à elle, si bien
qu'après quelques heures elle était congédiée de l'hôpital. C'est trois jours
après que nous avons pu l'examiner. Nous constatons autour du cou une
raie incomplète, à la droite de laquelle l'épiderme était enlevé ; mais, de
distance en distance, il y avait de nombreuses ulcérations. La raie avait
une direction oblique de droite à gauche, de bas en haut, passant sous le
larynx et ayant une largeur de 3 centimètres. Le cou était garni d'un pan-
sement vaseliné.

La femme a la voix enrouée et interrompue de temps en temps par une
toux ; sous le palper, elle ressent aussi de vives douleurs dans la région
hyoïdienne et du larynx, et surtout pendant la déglutition (dysphagie) ;

aussi ne peut-elle absorber depuis trois jours que des matières liquides. On observe dans la bouche une petite blessure entourée d'une auréole, sur le côté droit de la langue, à droite de la canine inférieure, auréole qui prit naissance au moment où la femme se lança dans le vide.

La muqueuse du pharynx est hypérémiée. Quand nous avons demandé à la femme si elle se rappelait ce qui s'était passé, elle nous a déclaré ce qui suit : « *Je me souviens de tout ce que j'ai fait jusqu'au moment où je me suis pendue ; mais, à partir de ce moment-là, j'en ai perdu le souvenir. Je ne saurais dire ni par qui ni quand j'ai été dépendue. Je ne connaissais aucune des personnes qui se trouvaient autour de moi, dans la cour, et qui me parlaient* (elle les connaissait presque toutes). *Je ne me rappelle pas davantage quand on m'a transporté à l'hôpital ni ce qui s'est passé depuis lors.* »

Lorsque la suspension a duré peu de temps et que le sujet a été sauvé (soit parce que la corde s'est cassée, soit encore parce que le sujet a été surpris à temps), il arrivera parfois à celui-ci de nous dire, sur notre demande s'il a ou non éprouvé des douleurs, qu'il n'en a pas ressenti ou qu'elles étaient de peu d'importance. Cette affirmation est toutefois loin de la réalité, de même que la distinction qu'il établit dans le fait : *qu'il a voulu mourir et qu'il n'est pas mort.* Le fait même qu'il a échappé à la mort nous prouve que le cou avait été mal pris par le lacet, de sorte que les phénomènes qui devaient se produire dans la pendaison n'ont pas eu lieu. S'ils se sont produits ç'a été d'une manière insuffisante pour déterminer la mort.

Les deux figures ci-contre, nᵒˢ 10 et 11, représentent une jeune fille, ouvrière dans un magasin et qui, parce que son patron avait attenté à sa pudeur, était allée de honte se pendre dans les latrines. Au moment où elle se lançait dans le vide, sa mère entra. Celle-ci la dépendit immédiatement. (C'était une pendaison incomplète, car les pieds atteignaient le sol.)

Le lendemain, après l'avoir examinée dans notre cabinet au sujet de l'attentat à la pudeur dont elle prétendait avoir été victime (et il fut constaté qu'elle était encore vierge), nous lui demandâmes si elle avait éprouvé des douleurs dans la région du cou. Elle nous répondit qu'elle n'en avait pas ressenti.

Comme on peut le voir par les deux figures, les traces du lacet existaient et elles étaient caractérisées par des écorchures de l'épiderme. Est-il possible d'admettre que de telles écor--

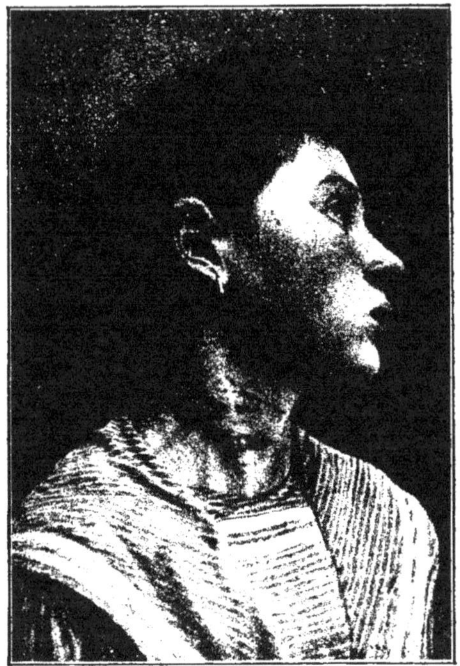

Fig. 10.

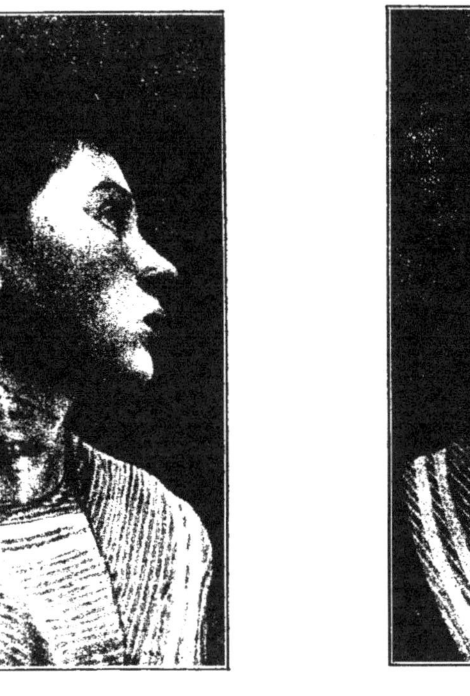

Fig. 11.

chures, sur une région aussi sensible que le cou, puissent se produire sans faire éprouver la moindre douleur ?

Ces douleurs sont mentionnées par M. Verse dans sa thèse. Voici ce qu'il dit : « A la suite des lésions de la peau et du tissu cellulaire sous-cutané, il faut signaler les douleurs que les pendus éprouvent parfois dans cette région ou dans les régions voisines. »

Plus loin, il dit encore : « Notre attention a été sollicitée sur ce point, parce que nous avons eu des ataxiques qui se plaignaient parfois de ressentir des douleurs soit à la nuque, soit à l'occiput, après des séances de suspension. »

Selon nous, on ne saurait avoir le moindre doute sur l'existence de ces douleurs ; mais qu'elles soient oubliées, comme beaucoup d'autres choses qui surviennent pendant la pendaison c'est chose fort possible. Nous en avons d'ailleurs la preuve dans ces individus dont le cou est écorché, qui ressentent des douleurs dans la région du cou et que l'on ne peut nourrir qu'avec des liquides pendant deux ou trois jours. Ces douleurs et lésions nous permettent de nous faire une assez juste idée de la réalité, à savoir : qu'elle n'ont pu se produire sans provoquer au commencement une souffrance.

En ce qui concerne la pendaison incomplète (fig. 4), nos propres expériences nous ont permis de nous convaincre que nous pouvons en effet mourir sans éprouver des douleurs. Comme nous l'avons dit plus haut, il suffit, dans cette position, d'une faible constriction du cou pour que les vaisseaux se ferment et que la perte de la connaissance s'ensuive, puis que les voies respiratoires soient incomplètement oblitérées et que la mort survienne. Les expériences faites sur nous-même nous ont permis de constater que nous n'avions pas le temps de nous rendre compte des douleurs éprouvées, à cause de la perte de la connaissance qui survenait très rapidement, cinq ou six secondes après (dans la pendaison incomplète). A la suite de ces expériences et surtout de celles ayant trait à la pendaison complète, nous avons pu nous rendre parfaitement compte des grandes douleurs qui accompagnent la pendaison. Ces douleurs subsistaient jusqu'à la perte de la connaissance que nous n'avons jamais laissé survenir. Celui qui, comme nous, a tenté de semblables expériences, doit certainement se rappeler les douleurs qu'il a ressenties en cette circonstance. C'est d'ailleurs le seul souvenir que nous en ayons gardé. Si elles faisaient réellement défaut, le nombre des expérimentateurs croîtrait rapidement. Ce n'est pas la crainte de voir survenir la perte de la connaissance ou la mort qui nous a poussé à nous borner à la douzième séance de pendaison, mais bien plutôt les douleurs qui étaient devenues intolérables.

En terminant l'étude de cette période, nous rappellerons que les affirmations de certains auteurs, de même que les préjugés populaires, d'après lesquels un pendu éprouve tout d'abord des sensations voluptueuses, sont choses purement imaginaires. Nous reviendrons plus loin sur ce sujet, dans le chapitre intitulé : *Organes de la génération*. On pourra y voir le résultat de nos expériences. Ces préjugés populaires ne reposent sur aucun fondement, bien qu'ils exercent quelque séduction et poussent certains à tenter de se pendre pour éprouver d'agréables sensations. Beaucoup, a dit Tenneson (1), se sont fort bien pendus sans le vouloir. Dans une communication faite au journal *Sanitorium* (2), au sujet de ces sensations voluptueuses, le médecin anglais Graerne dit qu'il fait des réserves sur ce fait qui, d'après lui, se passe dans la première période. Il ajoute encore à ce sujet : « Il y a quelque temps, nous avons été appelé à donner nos soins à un vieillard qui s'était pendu et que ses voisins sauvèrent à temps. Cet homme avait entendu dire que ceux qui se pendent éprouvent des sensations voluptueuses. Comme cela ne lui était pas arrivé depuis longtemps, il avait essayé de mettre ce moyen en pratique. Par malheur pour lui, ce système ne lui réussit pas, car il nous a déclaré à grand regret n'avoir éprouvé aucun plaisir. »

DEUXIÈME PÉRIODE. — Cette période, dite des convulsions, est caractérisée par des spasmes et des contractions musculaires qui ont été signalés par presque tous les auteurs et surtout par ceux qui furent témoins oculaires d'exécutions

(1) TENNESON : Sur un cas de pendaison, *Annales d'hygiene*, 1874, t. XLII, p. 161.
(2) D. G. E., *La Médecine populaire*, 27 septembre 1883.

judiciaires dans les pays où ce genre de supplice est encore
en vigueur.

Elle est la conséquence immédiate de la perte de la connaissance. Elle commence par les muscles du visage et des orbites
et c'est pourquoi le visage devient très mobile. Comme
diverses contractions se produisent, dans certains pays on
recouvre la tête des condamnés à la pendaison afin d'éviter au
public la vue des spasmes de la face. Dans l'ile Maurice, dit le
Dr Pellereau (1), la tête du condamné est recouverte d'un
capuchon noir. Ses genoux et ses poignets sont liés et on
laisse le patient tomber d'une hauteur de huit pieds.

Après les convulsions du visage viennent celles des membres
supérieurs et inférieurs. Ceux-ci sont animés de mouvements
assez puissants pour pouvoir produire par le choc des corps
voisins un bruit que l'on peut percevoir à une certaine distance. Ces secousses, qui, d'après le professeur Brouardel,
peuvent être comparées au roulement du tambour ont, comme
on le sait, une plus grande importance dans la strangulation.

Comme nous l'avons dit plus haut, l'existence de ces convulsions nous est confirmée, d'un côté, par ceux qui ont assisté à
des exécutions judiciaires, et, de l'autre, par les constatations
faites par des médecins légistes sur le lieu même de l'exécution. Le désordre de certains objets entourant le pendu, une
chaise, une table ou autre chose, ont été en effet déplacés, et
c'est ce qui permet de supposer que ces convulsions ont existé.
Ce qui confirme nos soupçons, c'est la rupture de la corde, la
chute du clou ou de l'objet dont l'individu s'est servi pour se
pendre. C'est ce qui nous explique que ces accidents se sont
produits pendant la période des convulsions. Ainsi, pour quatre des pendus que nous avons trouvés à terre, le clou était
sorti du mur et restait attaché à l'extrémité de la corde, faits
que nous avons expliqués et attribués plutôt aux convulsions.

Si dans une clinique, une même maladie se présente avec
des symptômes différents d'un individu à l'autre, pourquoi
n'admettrions-nous pas, nous aussi, que le cortège des symptômes de la pendaison ne doit pas être toujours le même ?
Nous posons cette question parce que beaucoup d'entre ceux

(1) PELLEREAU : *De la pendaison dans les pays chauds.*

qui s'étaient pendus incomplètement, comme on peut le voir dans notre assez riche collection, ont été trouvés dans une position telle que celle-ci nous prouve que la période des convulsions n'avait pas existé, ou, si elle avait eu lieu, qu'elle avait été très faible. Ainsi, remarquons pour l'individu représenté dans la figure 48 que ses pieds atteignent le sol et que la main qui touche la branche de l'arbre serait retombée au moindre sursaut, pendant les convulsions des mains et des pieds.

De même, dans d'autres circonstances où les individus se trouvaient à terre ou couchés horizontalement, leur attitude et la position des objets d'alentour ne nous ont pas permis de soupçonner que leurs membres aient été animés de mouvements convulsifs.

Quand nous avons parlé plus haut du mécanisme de la pendaison incomplète, nous avons démontré que la perte de la connaissance peut survenir très vite (après cinq ou six secondes) et que la mort peut, dans ce cas, arriver plus rapidement que dans le cas de pendaison complète. Mais n'est-il pas possible d'admettre que, dans de tels cas, nous n'ayons pas toujours la période des convulsions? Si nous admettons la mort par inhibition, pourquoi n'admettrions-nous pas que la pendaison complète puisse avoir lieu sans convulsions?

Si nous posons cette question, c'est que nous croyons la chose possible. Nous attendons, par conséquent, la réponse de ceux qui, en la matière, ont le droit de parler *en maîtres* et dont la longue pratique aussi bien que la haute compétence peuvent nous être si utiles.

Ajoutons que ces convulsions ne sont pas accompagnées de douleurs et que certains auteurs les ont comparées à celles des épileptiques.

TROISIÈME PÉRIODE. — Cette période, dénommée aussi asphyxique ou de la mort apparente, est celle qui termine le drame et à laquelle succède immédiatement la mort. Dans cette période interviennent aussi des phénomènes des deux autres phases ou périodes et tous ne font que contribuer à déterminer plus rapidement la mort. Les individus surpris

dans cette période peuvent encore courir la chance d'être
rappelés à la vie, et c'est pourquoi on a appliqué à cette
période l'expression de mort apparente. Le fait est confirmé
par ceux qu'on a sauvés après qu'ils avaient essayé de se pendre ; et il résulte encore de nos expériences sur des lapins,
expériences qui ont entraîné notre conviction, puisque les
lapins sont revenus à la vie après avoir été pendus. En ce qui
concerne les émissions involontaires de matières fécales et
d'urine pendant cette période, les choses ne paraissent pas
précisément confirmer ce qu'ont soutenu Devergie et d'autres
auteurs. Nous ne pouvons pas déduire une règle à cet égard
de cas isolés et assez rares par rapport au nombre des pendus.
La majorité des auteurs, Tardieu, Brouardel, Hoffmann, nient
ce fait en se basant sur les résultats des statistiques. C'est ainsi
que Jacquemin n'a remarqué ces émissions involontaires que
pour deux individus sur quarante et un qui s'étaient pendus dans
la prison de Mazas. Quant à nous, nous n'avons relevé ce fait que
pour deux pendus sur cent trente-six, de même que pour une
jeune fille qui avait tenté de se pendre mais fut sauvée. A ce
sujet on peut se reporter à l'observation de la page 623. Il faut
en effet que les émissions se soient produites pendant la période
convulsive et non durant celle de la mort apparente. Notre conviction est que ces émissions involontaires ont plutôt lieu pendant cette période que lorsque celle-ci touche à son dénouement.
Nous avons eu d'ailleurs l'occasion de remarquer aussi cette
chose pour des animaux qui avaient été pendus. Le professeur
Tourdes a observé des émissions de matières fécales et d'urine
pour dix-sept individus pendus sur soixante-dix et le professeur
Hoffmann avance qu'on en trouve souvent, mais pas toujours. Il
les considère comme un phénomène *post mortem* et il n'a pu
noter le fait pour deux individus à la pendaison desquels il avait
assisté. Ces émissions sont également citées par Pellereau, de
même que par le Dr Hurpy (1). Certains auteurs ont même
remarqué un écoulement hémorragique par l'urètre.

En tout cas, comme nous l'avons dit plus haut, ces cas sont
isolés et on ne peut les classer parmi les symptômes de la pen-

____

(1) Dr Hurpy, de Dieppe : Du suicide par pendaison : *Annales d'hygiène publique* : 3e série, n° 6, p. 359, année 1881.

daison. De même que dans le cours d'une maladie il peut se produire un phénomène qui ne s'y rattache pas, de même on ne peut considérer ces émissions que comme des accidents fortuits survenus pendant le drame. Par suite, comme la vessie et l'intestin laissent parfois échapper leur contenu sous l'influence des puissantes contractions que la pendaison imprime à tous les muscles du corps, il n'est pas rare de voir les fesses, le scrotum et les cuisses des pendus mouillés et couverts d'urine et de matières fécales.

En combien de temps meurt un pendu?

Dans son *Traité de Médecine légale* (p. 136, vol. III), Fodéré a dit : « Comme l'a fort bien remarqué Antoine Petit, tous les pendus ne meurent pas par l'effet d'une seule et même cause et c'est pour cette raison qu'ils ne meurent pas tous pendant le même laps de temps.

« Il en est qui meurent presque aussitôt qu'ils se sont lancés dans le vide ; d'autres meurent plus tard. On en a vu qui sont restés suspendus pendant plusieurs heures sans perdre la vie. Cela dépend des diverses manières de placer le lacet, de le nouer et de le serrer. On comprend aussi que l'âge et le tempérament du patient, la texture plus ou moins forte de son cerveau, la résistance plus ou moins grande des tuniques des vaisseaux et des ligaments intervertébraux, la plénitude plus ou moins grande des vaisseaux, de même que le poids plus ou moins considérable du corps, causeront une certaine différence dans la cause immédiate de la mort et dans l'espace de temps qu'il faudra employer pour faire perdre la vie à un individu. »

L'appréciation de ce temps dépendant du mode de pendaison, à savoir si elle est ou non complète, ainsi que de la position du lacet, si celui-ci fait ou non le tour du cou en oblitérant les vaisseaux et la trachée totalement ou en partie, il s'ensuit qu'il y aura variation en ce qui concerne le temps après lequel surviendra la pendaison. Il est curieux que les chiens qui ont été pendus soient morts vingt minutes après, alors qu'on a constaté que la mort survient pour l'homme même après une minute. Tardieu cite le cas d'une femme que sa sœur surprit juste au moment où elle venait de passer sa tête dans le lacet, mais elle mourut avant qu'elle eût le temps de s'approcher du lit pour lui venir en aide.

Par les expériences faites sur des animaux, aussi bien par d'autres auteurs que par nous-même, nous avons obtenu des résultats très variés et ils ne nous ont pas permis de fixer ce temps. Ainsi, tandis que la mort d'un lapin est survenue dans l'espace d'une minute, pour un autre on ne l'a constatée que sept ou huit minutes après, et même vingt minutes, selon certains auteurs.

De toutes les observations faites par les auteurs au sujet de la pendaison chez les créatures humaines, il ressort que la mort peut se produire plus rapidement chez celles-ci que sur les animaux. Quant au laps de temps nécessaire pour entrainer la mort chez les individus, il varierait entre cinq et dix minutes. Faure cite le cas d'une femme qui resta suspendue pendant sept minutes et qu'il rappela à la vie.

D'après nos deux observations des pages 623 et 624, on peut voir que les deux individus sont restés suspendus pendant dix minutes environ et qu'ils ont été ranimés. Au contraire, Taylor cite le cas d'un homme qui est resté pendu pendant cinq minutes et qu'on n'a pu rappeler à la vie.

Brubier (1) cite les deux cas suivants de survie : 1° une femme condamnée à être exécutée à Oxford, le 14 décembre 1850, fut rappelée à la vie, au bout d'une demi-heure, malgré toutes les tractions et les violences qui avaient été exercées sur elle, dans le but de mettre fin à ses souffrances ; 2° un voleur qui a pu revivre après être resté pendu pendant vingt-cinq minutes.

Les deux cas suivants sont plus intéressants. L'un est rapporté par le Dʳ Sikor (2), et l'autre publié par le Dʳ Paul Brouardel.

Le premier cas s'est produit à Raab, en Autriche-Hongrie. A la suite d'un ordre donné par les autorités, le Dʳ Sikor assista à une pendaison judiciaire.

(1) Dissertation sur l'incertitude des signes de mort.
(2) *Annales des maladies de l'oreille et du larynx*, Paris, 1880, p. 102.

Huit minutes après l'exécution, il voulut constater, d'après les règlements, si le cœur du pendu palpitait encore ; il ne perçut rien. Le condamné reste encore suspendu pendant trois minutes. Le Dr Sikor, remarquant que le cœur ne bat plus, déclare que le pendu est mort. On descend celui-ci, on le met dans un fourgon et il est transporté à l'Institut anatomique, au grand galop des chevaux, à travers les rues mal pavées et accidentées de la ville. Quand le corps fut retiré du fourgon pour qu'on le transportât sur la table de l'amphithéâtre, le pendu était vivant. Les médecins qui étaient chargés de faire l'autopsie avertissent alors télégraphiquement le ministre de la justice et lui demandent ce qu'il faut faire. D'un autre côté, ils donnent au ressuscité tous les secours nécessaires en pareil cas.

Cet homme mourut d'une congestion pulmonaire vingt-deux heures après avoir été dépendu et au moment où arrivait la réponse du ministre qui décidait de son sort.

Cet homme était par conséquent resté pendu pendant onze minutes et il était revenu à la vie.

En ce qui concerne le second cas, il paraît encore plus intéressant. Il a eu pour théâtre la ville de Boston, en Amérique :

Après avoir examiné un individu exécuté par pendaison et qui était resté pendu pendant vingt-cinq minutes, les docteurs Clark, Ellis et Schaw déclarèrent qu'on n'entendait ni ne percevait les battements du cœur. L'exécution avait eu lieu à 10 heures et, à 10 h. 25, le corps avait été descendu. A 11 h. 31, les docteurs commencèrent à sentir des mouvements réguliers dans la veine sous-claviculaire. Prêtant l'oreille au thorax, ils s'assurèrent que le cœur battait encore et même 80 fois par minute. Les docteurs Clark, Ellis et Schaw ne cherchèrent pas à donner aussitôt les soins nécessaires, comme le firent les médecins cités dans le cas précédent. Ils ouvrirent le thorax afin d'examiner le cœur. La dissection dura trois heures. A midi, les battements de cœur étaient de 40 par minute et, à 1 h. 15, ils n'étaient plus que de 5 par minute. L'individu meurt enfin, et, cette fois-ci, définitivement ; mais les médecins avaient perdu de vue ou n'avaient pas su définir la cause pour laquelle cet individu survécut à la pendaison.

Si la suspension faite dans le but de traiter l'ataxie locomotrice est parfois contre-indiquée comme mettant en péril la vie de l'individu (de nombreux cas se sont déjà produits), pourquoi n'admettrait-on pas que dans la pendaison certaines lésions des organes internes hâteraient la mort ?

Dans son étude sur la suspension dans le tabès (1), le Dr Ladame arrive à la conclusion suivante : que la suspen-

____

(1) *Revue médicale de la Suisse romande*, 20 juin 1889.

sion est contre-indiquée dans les affections du cœur, des vaisseaux et dans l'anémie prolongée. De même, le Dr Motchoutkowski, d'Odessa, a signalé la même contre-indication dans les lésions du cœur, la sclérose des vaisseaux, l'anévrisme. l'emphysème pulmonaire, les cavernes, la tendance à l'hémoptysie. l'anémie, la tendance à la syncope, etc.

De cette résistance si variée des individus à la pendaison, il ressort qu'on n'a pas encore pu préciser le laps de temps après lequel meurt une créature humaine.

Tenant compte des cas cités plus haut, le professeur Brouardel s'exprime fort bien relativement à cela, il dit : « La durée de la pendaison mortelle est si variée qu'il est presque impossible de déterminer, même approximativement, le temps pendant lequel un individu doit rester suspendu pour que mort s'ensuive. »

La cause de cette survie plus ou moins longue des pendus doit être recherchée dans le mécanisme de la mort.

Ce mécanisme est complexe, car la mort du pendu peut provenir du cœur, de la cervelle ou du poumon. Par suite, ce temps dépendra de la manière dont mourra l'individu, c'est-à-dire par le cœur (inhibition, quand il s'est arrêté brusquement). ou par syncope, c'est-à-dire anémie cérébrale, ou par asphyxie à cause de l'obstacle à la pénétration de l'air dans le poumon. Dans le premier cas la mort est très rapide ; dans le second, elle se prolonge. quand le cœur reste *ultimum moriens*.

TROISIÈME PARTIE

CONDITIONS DE L'EXPERTISE

De nombreuses questions sont posées à l'expert au sujet de la pendaison et il doit y répondre. Beaucoup d'entre elles dépendent surtout de la visite qu'il doit faire sur les lieux où s'est déroulé le drame, afin qu'il puisse se rendre compte, d'un côté, des circonstances dans lesquelles il s'est accompli, et de l'autre, pour pouvoir répondre à ces questions d'une manière satisfaisante. Or, dans la majeure partie des cas, ces visites ne se font pas. Si elles ont lieu, le médecin ne peut plus se rendre compte de tout ce qui a pu survenir dans de telles circonstances, soit à cause de la défectueuse organisation de la police, soit surtout à cause de l'habitude qu'ont les membres de la famille ou ceux qui interviennent, de descendre le pendu ou de déplacer les objets dans la chambre. Cette chose est d'autant plus triste qu'elle se passe même dans les pays les plus civilisés. Ainsi, le professeur Brouardel dit : « A Paris et dans les grandes villes, le médecin légiste a rarement l'occasion de voir le cadavre d'un pendu en temps de suspension ; en effet, quand il est appelé à intervenir, le corps est presque toujours descendu ; cependant, à la campagne, le docteur peut voir les choses en leur état naturel, grâce au bon sens du peuple, qui veut que l'autorité seule ait le droit de dépendre l'individu, même s'il est encore vivant ; cette tradition est une coutume du moyen âge, car à cette époque, si quelqu'un avait osé mettre à terre un pendu, il aurait couru le risque d'être pendu à son tour. »

En présence de ces déclarations du professeur Brouardel et de bien d'autres, que même lorsque l'individu donne signe de vie, on ne doit pas couper la corde avant l'arrivée du commissaire, la majorité des auteurs ont protesté avec énergie, car ils n'ont pas perdu de vue que ces individus peuvent être rappelés à la vie. Notre organisation judiciaire permet toutefois, comme dans les autres pays, à n'importe quel citoyen d'intervenir pour sauver ces victimes du suicide. Comme les habitudes et les ordres sévères qui sont en vigueur en France n'existent pas chez nous, on a pu, grâce à cela, sauver, dans notre pays, deux individus sur lesquels nous donnons des détails aux pages 623 et suivantes.

Dans un article intitulé « Les effets de la pendaison », article publié dans le journal *La Médecine populaire* et portant comme signature les initiales D. E. G., l'auteur dit qu'il a été témoin oculaire d'un fait de cette nature, pour lequel on ne s'est pas départi de la stupide habitude (expression même de l'auteur) dont nous venons de parler.

« A Paris, dit l'auteur de cet article, un vieillard fut trouvé pendu, comme le prince de Condé, à l'espagnolette de la fenêtre : ses genoux atteignaient le plancher. Il vivait encore. L'hôtelier chez qui s'était passé ce tragique événement ne trouva rien de mieux à faire que de courir chez le commissaire de police, mais quand celui-ci arriva, l'individu avait malheureusement cessé de vivre.»

De même, quand nous faisions nos études à Berlin, nous avons eu maintes fois l'occasion d'entendre des médecins légistes se plaindre de ce qu'on ne les appelait que fort rarement sur le lieu où avait été commis un crime ou bien s'était passée une affaire, alors que l'examen des lieux mêmes eût pu faciliter les constatations. Nous espérons toutefois que cet état de choses s'améliorera, grâce aux efforts persévérant sdu professeur Straussmann et à l'essor que la médecine légale a pris à Berlin depuis quelques années. Sous ce rapport, en ce qui concerne Bucarest et grâce à l'inlassable activité du professeur M. Minovici, les expertises se font dans les meilleures conditions et conformément aux exigences de la médecine légale. La police est d'ailleurs organisée de telle sorte qu'au moment où le Parquet est prévenu télégraphiquement, le médecin légiste l'est aussi. Il s'ensuit que nous sommes presque toujours le premier sur les lieux. D'un autre côté, la justice a une assez haute idée de l'importance qu'elle doit donner dans une telle circonstance au médecin légiste pour qu'elle mette à sa disposition tout ce qu'il faut, afin qu'il obtienne un résultat aussi satisfaisant que possible. Cependant, il arrive parfois qu'avant notre arrivée, la famille, les voisins, ou même le procureur et le commissaire, nommés peut-être depuis peu et ne possédant pas suffisamment les instructions nécessaires en pareil cas, ont changé les meubles de la pièce ou les ont déplacés.

Dans ce cas, afin de nous mettre à l'abri d'une faute quelconque, le professeur Brouardel, dans sa constante sollicitude pour l'instruction de ceux qui s'adonnent à la difficile carrière de la médecine légale, nous recommande toujours de déclarer, lorsque nous sommes chargé de telles constatations, que : *Nous sommes arrivé tel jour, à telle heure, et voici ce que nous avons trouvé quand nous nous sommes présenté.* Autrement nous nous exposerions à voir les déclarations faites dans notre rapport ne pas correspondre avec celles des personnes qui se trouvaient en notre présence. Dans la majorité des cas la pendaison étant l'un des moyens les plus usités de suicide, il est naturel que dans des cas semblables l'idée d'un crime soit écartée, d'autant plus que les exemples où la pendaison a servi comme moyen d'homicide sont fort rares. D'après notre statistique de 136 individus pendus et les informations que nous avons prises, il n'y a eu, que nous sachions, aucun cas de ce genre à Bucarest. Des erreurs peuvent néanmoins être commises à cet égard.

Ainsi, en 1899, un propriétaire, personnage assez important, se pendit un beau matin, dans sa cour, à la branche d'un arbre. Voyant cela, la servante prévint aussitôt sa femme. Celle-ci s'empressa de dépendre son mari et de l'étendre sur un lit, car, d'après la coutume en usage dans notre religion, un suicidé ne peut être enterré avec la cérémonie religieuse.

Elle fit appeler ensuite le médecin communal et celui-ci délivra le permis d'inhumer le cadavre, après avoir émis le diagnostic de cirrhose alcoolique au lieu de pendaison. Deux semaines après, le fait était dénoncé au Parquet et on disait

que l'individu avait été pendu. M. M. Minovici fut chargé de
faire procéder à l'exhumation du cadavre, exhumation à
laquelle nous avons assisté, et il constata en effet que le cou de
l'individu portait encore des traces probantes de pendaison. Le
fait fut d'ailleurs reconnu par la femme du décédé et elle avoua
que le motif relaté plus haut l'avait seul déterminée à prendre
cette mesure.

Le Dr Hans Gross (1) cite le cas d'un serviteur du laboratoire d'anatomie
de Cracovie, qui avait été condamné pour avoir tué sa femme en lui perçant
le cœur d'un coup d'aiguille. Les choses s'étaient passées de la manière
suivante : Après avoir frappé sa femme au cœur à l'aide d'une aiguille,
l'individu avait bouché avec le doigt l'orifice presque imperceptible de la
blessure, pour empêcher le sang de couler. Il avait ensuite pendu le cadavre
pour simuler un suicide, et la chose était d'autant plus facile que la blessure était cachée sous le sein gauche et qu'on ne pouvait l'apercevoir. Le
crime fut découvert grâce au hasard, car, un jour, le serviteur, se trouvant
en état d'ivresse, avoua tout.

Dans un autre cas, à l'occasion d'une inspection faite au logis d'un pendu
dont on attribuait la mort à un suicide, le Dr Hans Gross remarqua que la
position même du corps excluait la possibilité de ce genre de mort. Le
cadavre était suspendu au crochet qui soutenait la lampe du plafond, mais
les pieds n'atteignaient pas le plancher (un demi-mètre de distance); il était
isolé et il n'y avait aucun objet autour de lui. Or, le suicidé ne pouvait
prendre cette position qu'après s'être servi d'une chaise ou de tout autre
objet. On ne pouvait donc admettre qu'une hypothèse, à savoir : qu'une
main étrangère l'avait suspendu.

En effet, il n'était question ni d'un suicide ni d'un crime. — Qu'est-ce
qui s'était passé ? Le voici : Le pendu était un vieillard qui souffrait depuis
longtemps et on l'avait confié aux soins de deux serviteurs. Une nuit, ces
derniers allèrent au bal sans permission. En leur absence, le vieillard eut
une attaque d'apoplexie et mourut sans secours aucun. Par crainte de se
voir adresser des observations pour leur négligence, les serviteurs (le domes-
tique et la cuisinière) prirent la décision de simuler un suicide. Avec le
manche d'un balai ils fixèrent la corde au crochet, puis le serviteur souleva
le corps, tandis que la cuisinière passait le lacet autour du cou. Dans
leur précipitation, les deux serviteurs avaient oublié de mettre une chaise
près du pendu.

Outre cela, les positions si variées et si bizarres de la pendaison incomplète engendrent le soupçon chez les procureurs
et les juges, soit à cause du peu de pratique des uns, soit sur-

(1) Hans Gross : *Manuel pratique d'Instruction judiciaire*, p. 1230, vol. III,
1899.

tout à cause du manque d'un cours de médecine légale dans les Facultés de droit. Ces personnes ne possédant pas suffisamment les connaissances nécessaires, nous sommes souvent appelé à leur venir en aide, en ne tenant pas compte de leur conviction ou soupçon concernant le crime. Cela nous est arrivé dans le cas représenté dans la figure 28, de même que dans beaucoup d'autres cas qui ont été relatés et où nous avions été appelé à cause des soupçons qui planaient sur un crime.

Par conséquent, l'examen des lieux a une grande importance au point de vue médico-légal. L'examen des lieux où l'individu a été trouvé pendu, celui du clou auquel il était suspendu, de la corde dont il s'est servi pour se pendre, de même que la position occupée par le cadavre, l'état des objets placés autour de lui, en un mot, tous ces détails peuvent nous être d'autant plus utiles que nous les examinerons sur place. De cette manière, nous n'aurons pas à tenir compte de la conviction que les personnes présentes avaient avant notre arrivée, car leurs connaissances sont fort limitées en la matière. Nous avons eu souvent, à ce sujet, l'occasion de nous convaincre et de constater que la pendaison complète est la seule qui existe pour elles. Outre cela, si nous n'avons pas soin de nous rendre sur les lieux le plus rapidement possible, afin d'assister à la descente du cadavre, nous risquons de perdre la corde que l'individu avait employée pour se pendre. Le peuple est, en effet, superstitieux ; il croit que celui qui possède un morceau de corde de pendu a en main un *porte-veine* (1) ; aussi s'empresse-t-on de se la partager avant l'arrivée des autorités.

Bien plus, comme la corde de pendu est fort recherchée, il

____

(1) Si cette superstition existait seulement dans le peuple, ce serait de peu d'importance, mais le mal est qu'on la constate même chez des personnes à l'esprit cultivé. Il nous arrive souvent de recevoir à l'Institut la visite de personnes qui viennent nous prier de leur donner un petit morceau de corde de pendu. Nous avons même eu l'occasion de constater à regret que certains magistrats avaient cette habitude. Il est souvent arrivé que la majeure partie des cordes avaient été prises par eux et ils nous remettaient un petit morceau de corde qui ne pouvait nous être utile, parce qu'il ne faisait pas partie d'un morceau qui avait été en contact avec le cou ou les parties avoisinantes.

Afin de satisfaire à toutes les demandes, nous avons à l'Institut une corde de plusieurs mètres de longueur.

arrive souvent qu'on nous en présente une autre. Cette
substitution ne peut induire en erreur un bon médecin-légiste.
Il n'a, en effet, qu'à comparer la corde remise au sillon creusé
dans le cou. Ce qui est encore plus triste, c'est que souvent
les auxiliaires de la justice, chargés de mener l'enquête dans
les premiers moments, exploitent cette superstition du public
en vendant par morceaux l'objet que l'individu avait employé
pour se pendre.

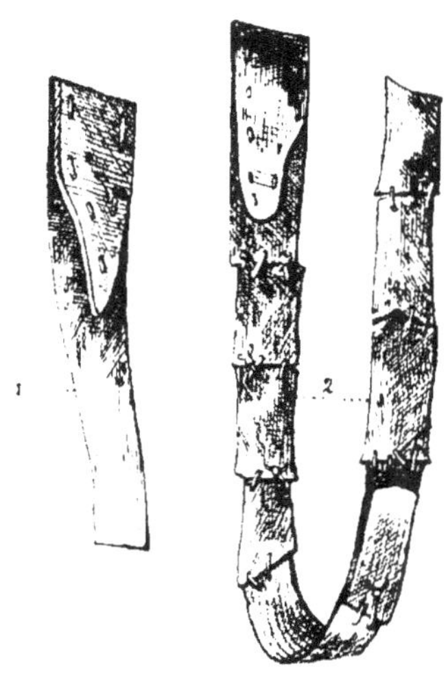

Fig. 12.

1. Reste de ceinture qui nous a été envoyé le lendemain
2. Morceaux d'une autre ceinture cousus entre eux et envoyés, sur notre
insistance, le troisième jour

Comme preuve de ce que nous avançons, on n'a qu'à examiner
la courroie représentée dans la planche n° 12. La véritable courroie avait été partagée entre les assistants par le commissaire
chargé de mener l'enquête. Sur notre demande et après menace
du premier procureur de le destituer, il réunit plusieurs morceaux de courroie et les cousit. Il croyait nous induire en erreur.

Pour éviter ces désagréments, et à la suite de notre intervention, le Parquet envoie de temps en temps la circulaire suivante :

C'est aux efforts de notre Institut et au concours que nous a toujours donné le Parquet, que nous devons de posséder aujourd'hui une collection de corps de délit des plus complètes.

Dans les expertises de ce genre, l'objet avec lequel un individu s'est pendu, joue un rôle important. Par les planches des pages 687-690 nous avons pu voir combien ces objets étaient nombreux et variés. Certains de ces liens, à cause de leur grosseur ou de leur largeur, de leur flexibilité et de leur position ne laissent aucune trace sur le cou, comme on peut le voir par les figures 21, 22 et 23. D'autres fois, au contraire, ces liens étaient si fins qu'ils creusaient tout autour du cou un profond sillon. Ils pénétraient même à ce point que la peau était coupée (chose que nous n'avons pas encore observée) et ils produisaient une blessure qu'on aurait pu croire faite avant la pendaison, — d'où soupçon de crime. La façon dont le nœud est fait n'est pas moins intéressante dans les expertises, car le nœud varie suivant la profession de l'individu.

Liens qui ont servi pour la pendaison

Dans la collection ci-contre on peut voir les types auxquels ils appartenaient, aussi n'avons-nous pas besoin de les décrire. Dans ces cas, nous devons avoir en vue que presque chaque individu fait un nœud, comme il avait l'habitude de le faire de son vivant. C'est ainsi que Tardieu, dans une affaire restée célèbre, mit toute une série de divers professionnels à faire des

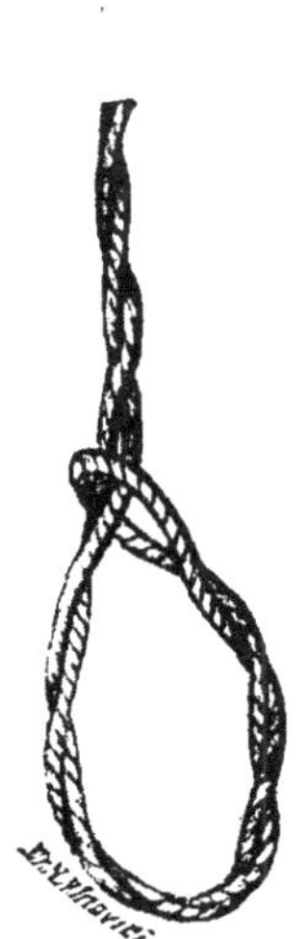

Fig. 13. — Ficelle doublée.
Diamètre 2 mm. Grosseur
naturelle. Nœud coulant.

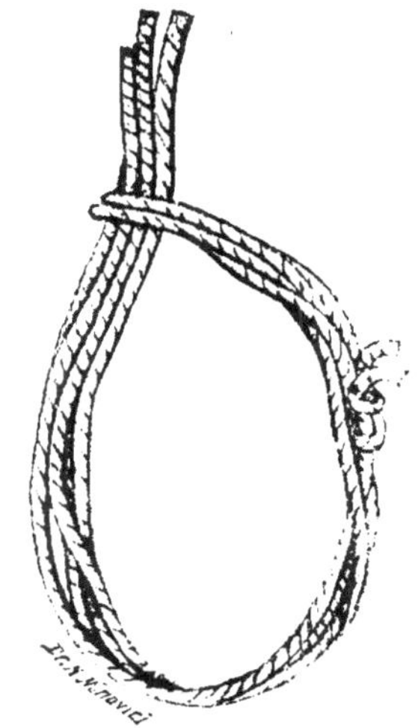

Fig. 14. — Ficelle quadruplée.
Diamètre : 4 mm. Grosseur naturelle. Nœud coulant.

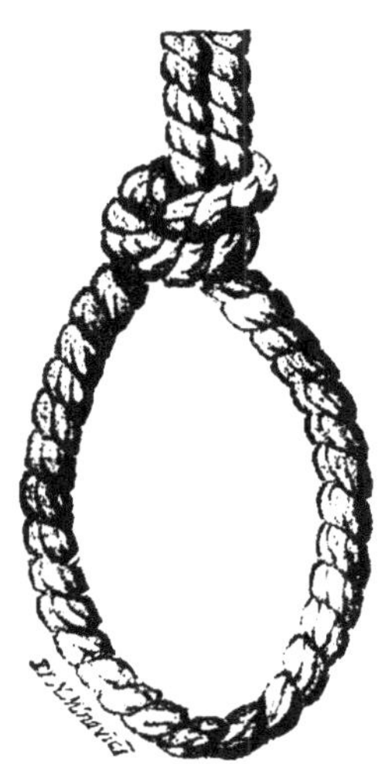

Fig. 15. — Corde, diamè-
tre : 4 mm. Grosseur naturelle. Nœud coulant.

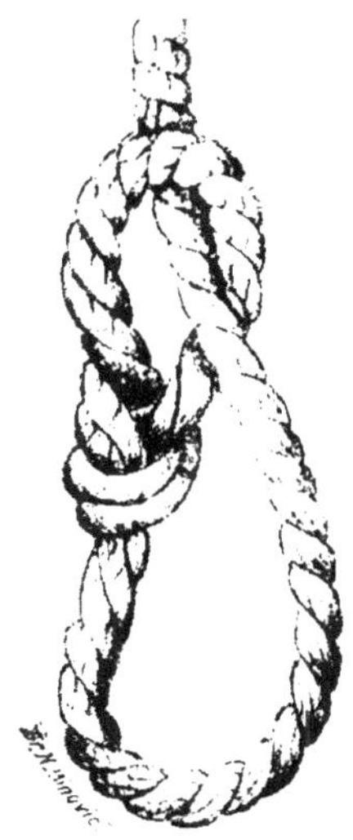

Fig. 16. — Corde. Diamè-
tre : 4 mm. Grosseur naturelle. Nœud coulant.

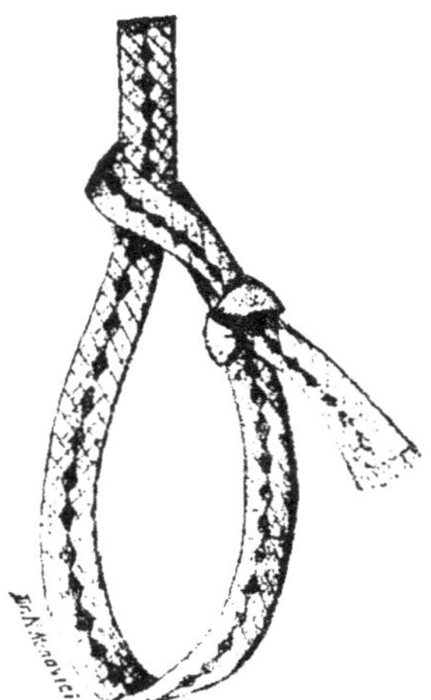

Fig. 17. — Mèche de lampe.
Diamètre : 5 mm. Grandeur
naturelle. Nœud coulant.

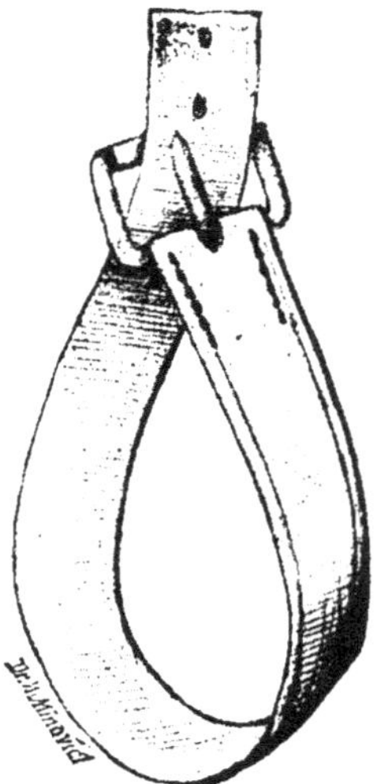

Fig. 18. — Courroie. Diamètre : 15 mm. Nœud coulant.

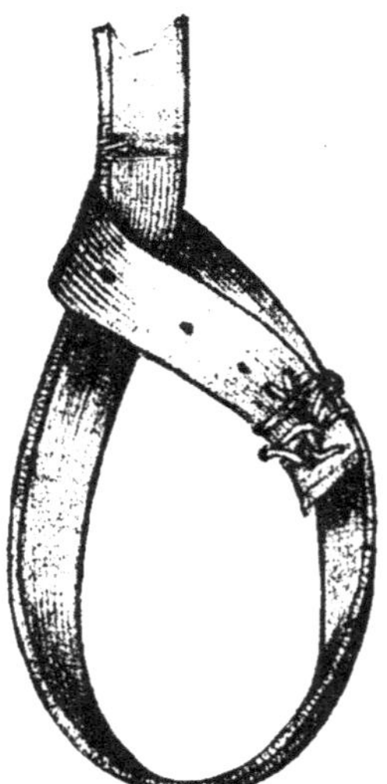

Fig. 19. — Courroie. Dia-
mètre : 15 mm. Nœud cou-
lant.

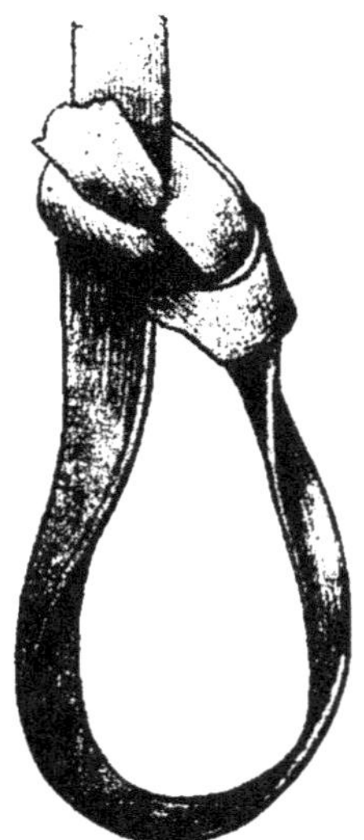

Fig. 20. — Courroie. Dia-
mètre : 15 mm. Nœud cou-
lant.

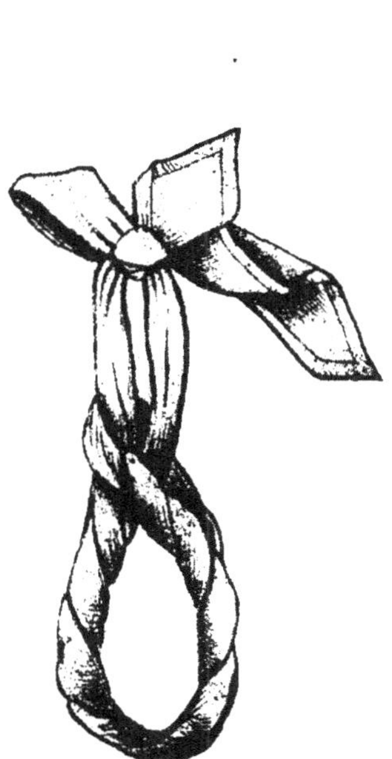

Fig 21. — Grand mouchoir.
Nœud coulant.

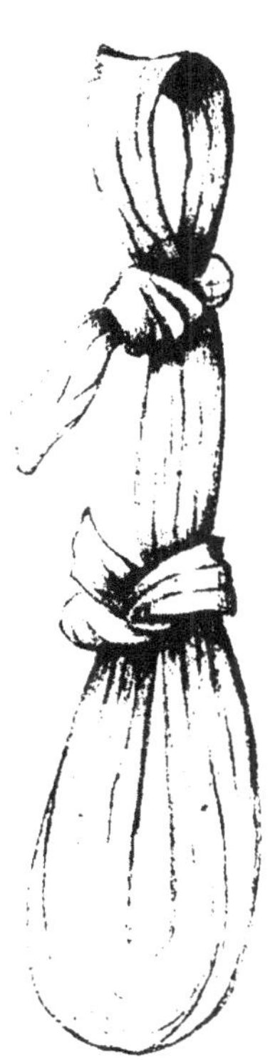

Fig. 22. — Grande serviette.
Nœud coulant.

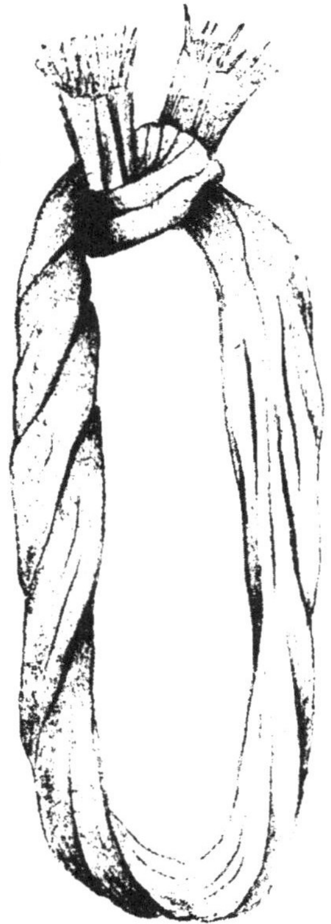

Fig. 23.

Serviette de toilette

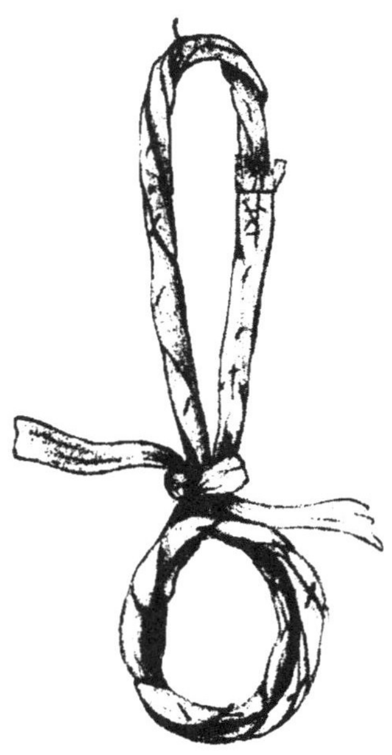

Fig. 24. — Lien fait avec une
doublure en coutil et, comme on le
voit, cousue pour lui donner la forme d'une bande. Cet objet a été en-
roulé deux fois autour du cou, comme
on le voit, et lié sur la nuque avec un
autre lien (n° 2). L'individu était tailleur de profession. Il s'est pendu à
l'aide de cela à la charnière de la
porte (fig. 36). Ses mains étaient liées
derrière le dos avec l'objet que représente la fig. 25. Ses pieds étaient
également liés.

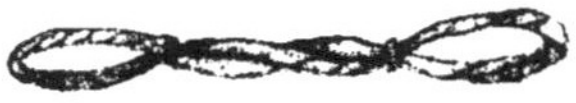

Fig. 25. — Lien qui a servi à attacher les mains derrière
le dos de l'individu (fig. 36). Il a été fait avec un morceau
de chiffon blanc, qu'il a cousu de même que celui de la
fig. 24. Il a été lié ensuite deux fois (1 — 2) vers le milieu,
pour former deux bracelets où les mains seraient introduites.

nœuds en sa présence. Ce simple moyen lui permit de déterminer que le crime avait été commis par l'un de ceux qui préparaient des feux d'artifice.

Cela nous incite donc encore davantage à soutenir que la façon dont un nœud est fait, permet de déterminer la profession de son auteur.

Il est des cas où le nœud manque. On peut le voir par la gravure 36. La corde faisait deux fois le tour du cou, elle avait sur celui-ci une direction transversale (au lieu d'être oblique, comme d'habitude) et simulait le sillon provoqué par la strangulation. Ce cas se produit encore quand la corde fait deux fois le tour du cou et que le corps se trouve suspendu ; l'un des sillons a une direction transversale sur le cou et en fait complètement le tour, tandis que l'autre est oblique et incomplet. Quelquefois le poids du corps, si celui-ci est animé de mouvements convulsifs ou même au moment où l'individu se lance dans le vide, peut causer la rupture de la corde, chose que nous avons remarquée dans 4 cas sur 136. De même l'objet avec lequel l'individu s'est pendu, peut glisser et quitter la place où il avait été fixé. Tel est le cas que représente la figure 34. Le matin du jour où cet individu s'est pendu, il pleuvait. Comme le tronc de l'arbre était mouillé, la corde a glissé sur l'écorce et c'est ce qui explique pourquoi le corps de l'individu a pris cette attitude ; il paraissait appuyé contre l'arbre. On apercevait d'ailleurs fort bien sur l'écorce de celui-ci quelques éraflures qui prouvaient que la corde avait été attachée plus haut, mais qu'elle avait glissé.

Le plus important des liens est celui que représente la gravure 24 : il appartient à l'individu de la figure 36. Celui-ci avait préparé l'objet avec lequel il se pendit : il l'avait fabriqué avec quelques lambeaux de doublure de coutil et les avait cousus en leur donnant la forme d'un ruban. Il lui en fit faire deux fois le tour du cou, puis, avec un autre morceau d'étoffe, il fit encore un nœud sur la nuque, ayant soin ensuite de se lier les mains derrière le dos, puis les pieds avec l'objet que représente la figure 25. L'importance de ce cas consiste d'une part dans sa rareté, et, de l'autre, dans la nature même de l'objet avec lequel il s'est pendu. Le mode de confection de celui-ci indiquait que nous étions en présence d'un suicide et d'un tailleur de profession.

L'ATTITUDE DU CORPS. — Dans la pendaison nous remarquons deux positions principales ayant chacune ses variétés : 1° *La pendaison du corps, sans que celui-ci atteigne le sol;* — 2° *La pendaison où le corps touche le sol.*

Le préjugé qui veut que la position d'un homme qui s'est pendu doive être verticale et complète fait croire à beaucoup, lorsque les pieds du pendu touchent le sol, que ce doit être un homicide. C'est ce qui est arrivé en France, en 1830, pour le suicide du prince de Condé, qui se pendit à l'espagnolette d'une fenêtre de sa chambre à coucher, à l'aide de deux mouchoirs — les pieds touchaient le plancher — et c'est ce fait qui a poussé les hommes politiques passionnés à voir dans cette pendaison un crime au lieu d'un suicide. Même encore aujourd'hui, si nos connaissances n'étaient pas plus avancées et si le passé ne nous servait pas d'exemple, ces positions incomplètes pourraient, par leur fréquence, être pour nous un sujet d'inquiétude. Cela ne veut pas dire toutefois que dans de telles circonstances notre attention ne soit pas plus soutenue — la pendaison incomplète étant, à tous les points de vue, plus intéressante que celle qui est complète. Plus de la moitié de nos 136 pendus ont été trouvés dans des positions incomplètes. Cette position est d'autant plus fréquente et surtout employée par les femmes, qu'elle n'est pas douloureuse et se trouve suivie de mort subite due à une syncope produite par anémie cérébrale.

La collection de dessins qui suit représente une assez grande variété des positions que le corps peut prendre dans la pendaison. Par cette collection dessinée par nous, sur les lieux mêmes, d'après les positions occupées par les individus, on peut voir certaines des intéressantes variétés de la pendaison incomplète. Cela nous permet aussi de nous convaincre que la pendaison incomplète peut, tout aussi bien que la complète, produire la mort, peut-être même plus rapidement.

Si certaines de ces positions incomplètes, comme le sont pour la plupart celles de notre collection, ont été choisies auparavant par les individus (qui avaient peut-être cherché à éviter la suspension complète), il se peut aussi que quelques-unes, qui avaient été désirées complètes, soient devenues incomplètes par la suite.

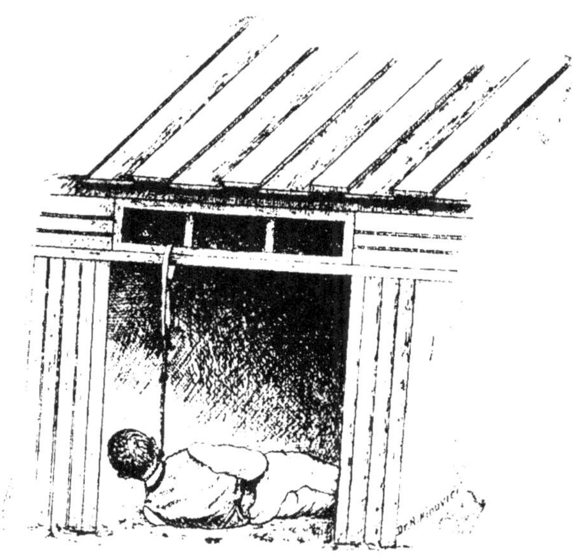

Fig. 26. — Pendaison incomplète : position couchée latérale. L'individu a été trouvé pendu à l'aide d'un lien composé d'une corde et d'un torchon, dans une grange.

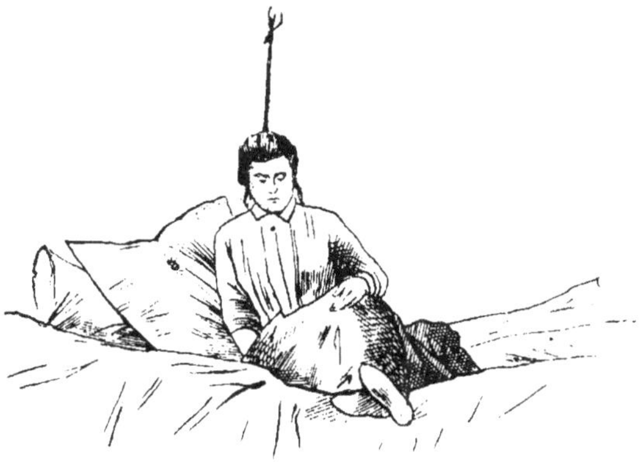

Fig. 27. — Pendaison incomplète. Femme trouvée sur son lit, dans cette position, le dos appuyé sur un coussin et contre le mur.

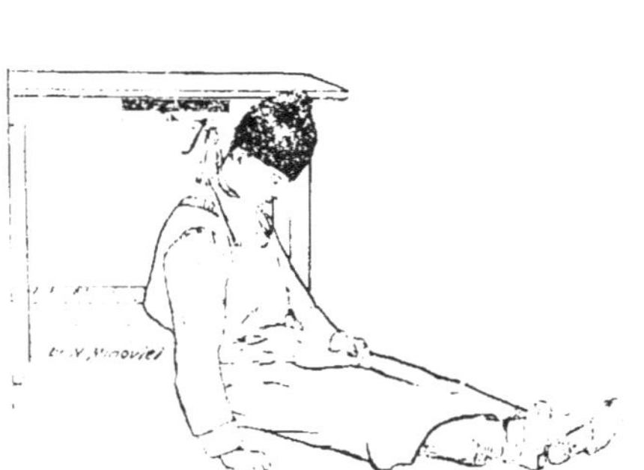

Fig. 28. — Pendaison incomplète. Apprenti cordonnier âgé de quatorze ans. Trouvé pendu par une courroie à une table qui se trouvait dans la cour.

Fig. 29. — Pendaison incomplète. Individu trouvé pendu au palis d'une clôture en bois. Position verticale.

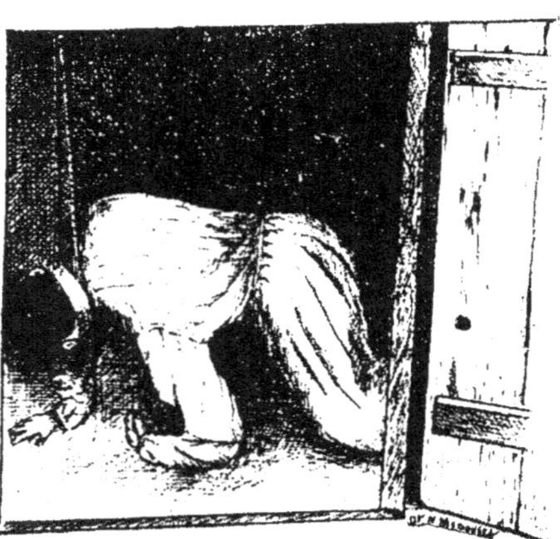

Fig. 30. — Pendaison incomplète. Individu trouvé dans un hangar. La corde passait deux fois sous le cou; aussi y a-t-elle creusé deux sillons transversaux.

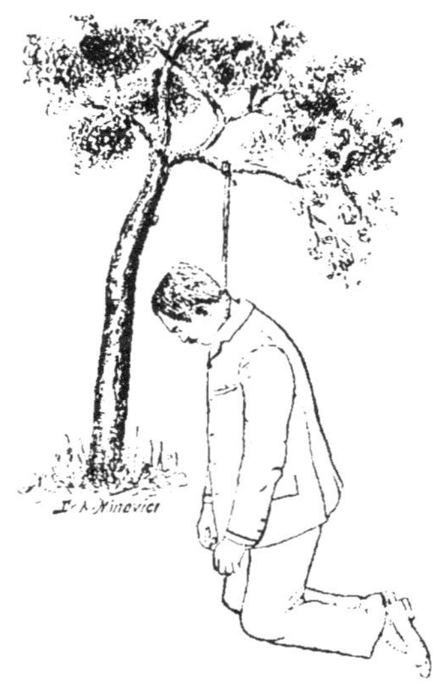

Fig. 33. — Pendaison incomplète. L'individu se pendit à la branche d'un arbre; mais la flexibilité de cette dernière le contraignit de s'agenouiller.

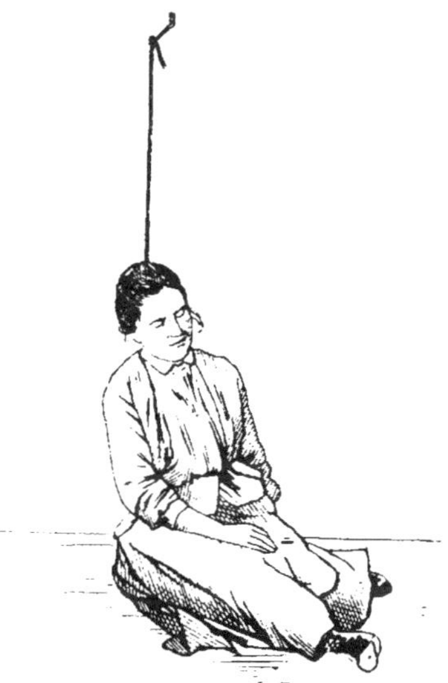

Fig. 32. — Pendaison incomplète. Femme trouvée dans cette position, légèrement étendue sur le plancher. La corde était fixée à un clou enfoncé dans le mur.

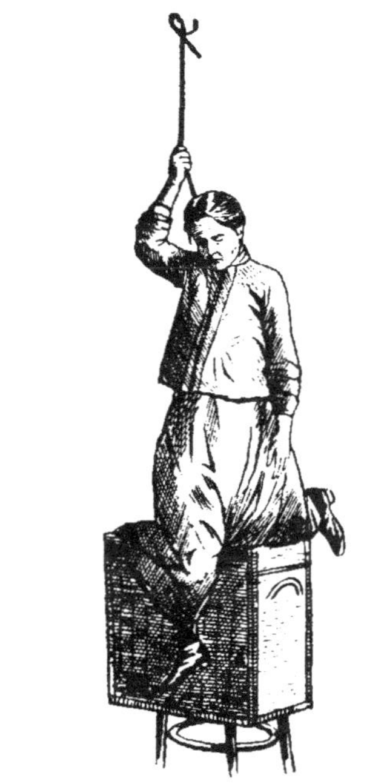
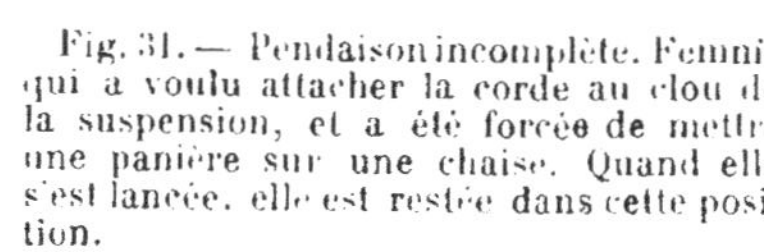

Fig. 31. — Pendaison incomplète. Femme qui a voulu attacher la corde au clou de la suspension, et a été forcée de mettre une panière sur une chaise. Quand elle s'est lancée, elle est restée dans cette position.

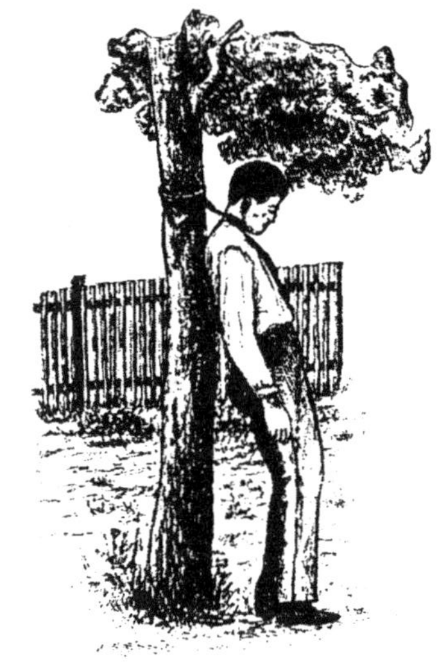

Fig. 34. — Pendaison incomplète. L'individu se pendit au tronc de l'arbre, mais comme il avait plu et que l'écorce était mouillée, la corde glissa et le corps prit la position ci-dessus.

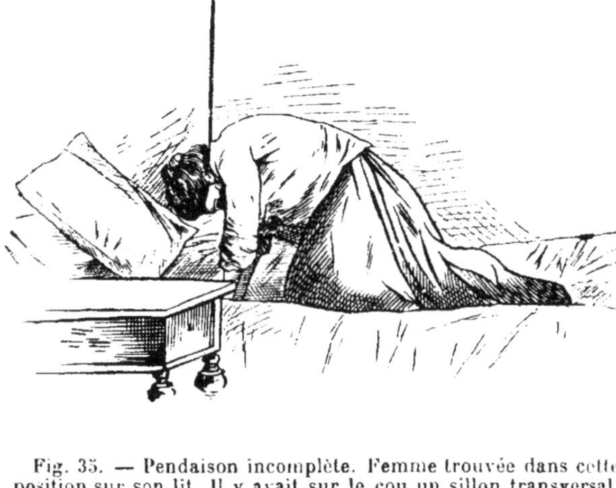

Fig. 35. — Pendaison incomplète. Femme trouvée dans cette position sur son lit. Il y avait sur le cou un sillon transversal.

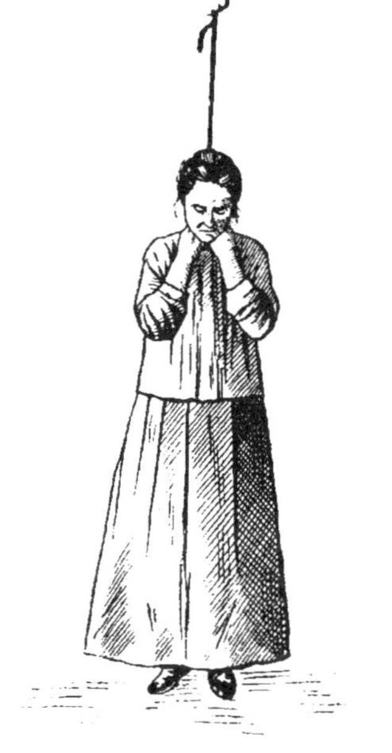

Fig. 38. — Pendaison incomplète. Les deux mains de cette femme se trouvaient prises entre le cou et le lacet.

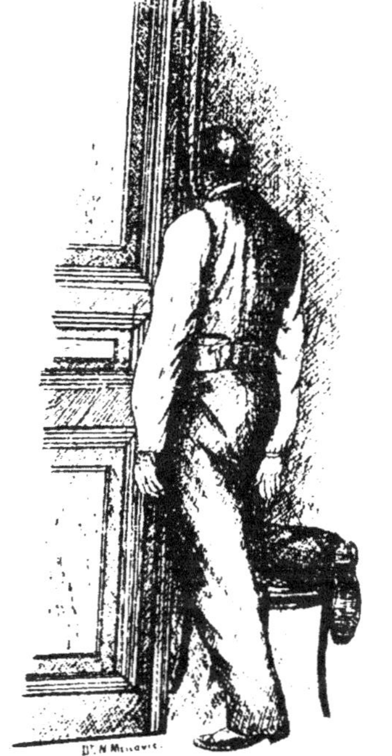
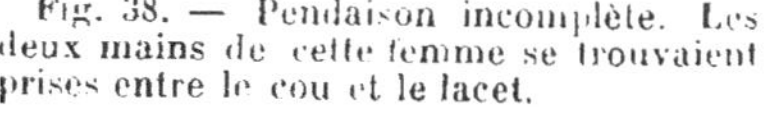
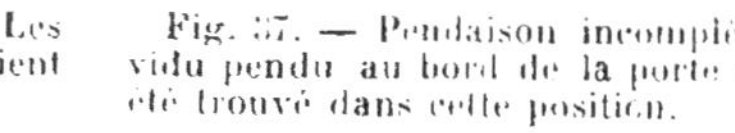

Fig. 37. — Pendaison incomplète. Individu pendu au bord de la porte et qui a été trouvé dans cette position.

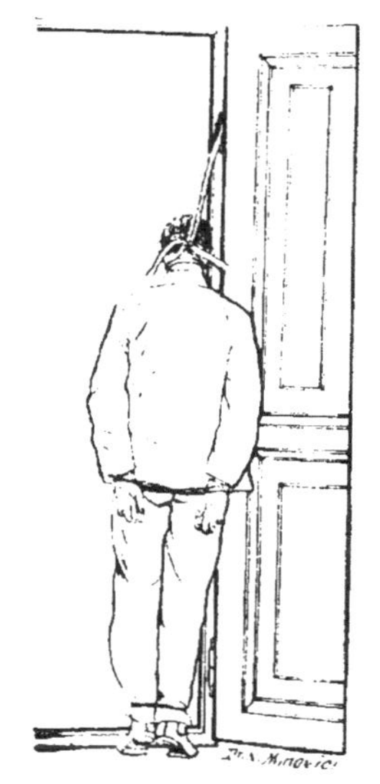
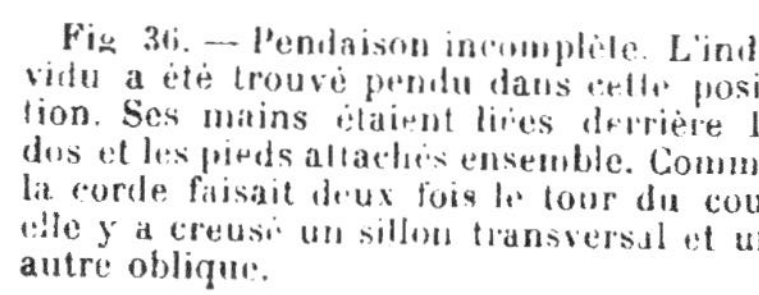

Fig. 36. — Pendaison incomplète. L'individu a été trouvé pendu dans cette position. Ses mains étaient liées derrière le dos et les pieds attachés ensemble. Comme la corde faisait deux fois le tour du cou, elle y a creusé un sillon transversal et un autre oblique.

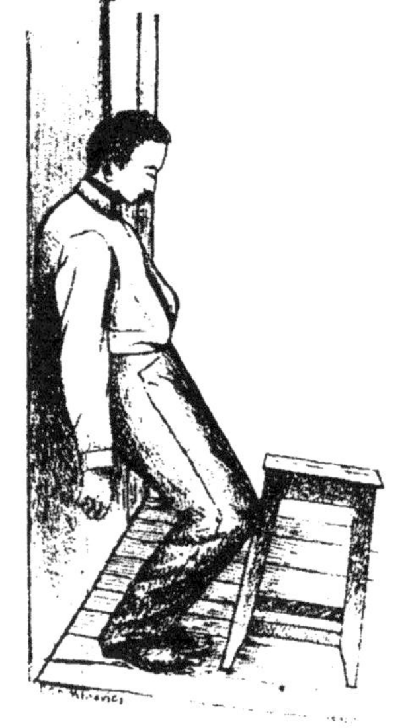

Fig. 39. — Pendaison incomplète. Individu trouvé dans cette position, le dos appuyé contre le mur où il avait fixé la corde.

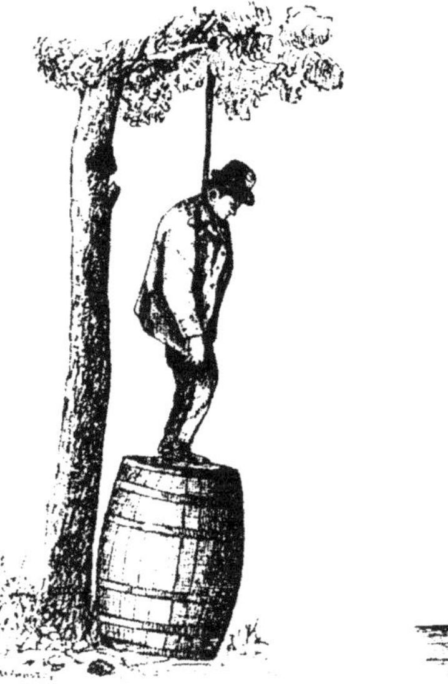

Fig. 40. — Pendaison incomplète. L'individu était monté sur un tonneau, afin de fixer la corde à la branche d'un arbre. Il est resté dans cette position.

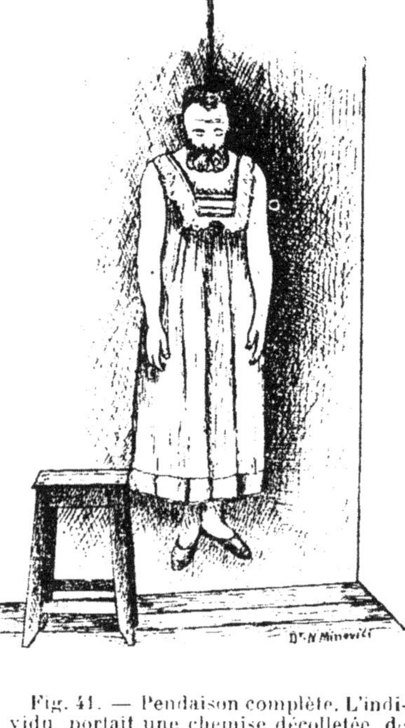

Fig. 41. — Pendaison complète. L'individu portait une chemise décolletée de femme.

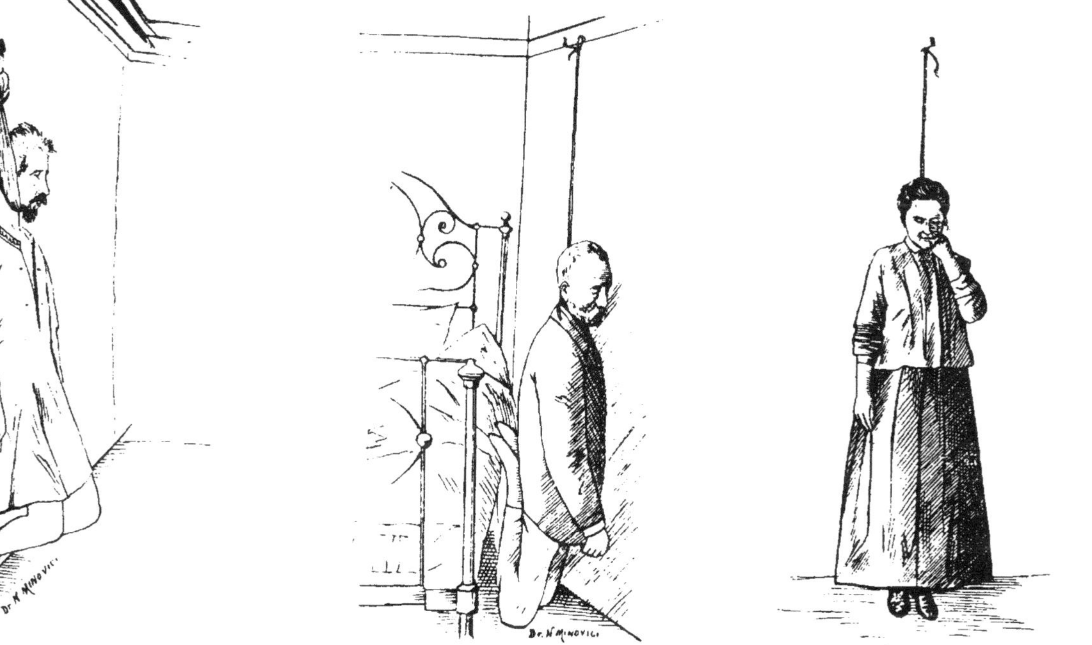

Fig. 44. — Pendaison incomplète. Le lacet formé à l'aide de la serviette passait seulement sous le menton.

Fig. 43. — Pendaison incomplète. L'individu a été trouvé dans cette position, entre le lit et le mur. Ses genoux n'atteignaient pas le plancher. Autour du clou enfoncé dans le mur, on a trouvé environ douze trous faits pour l'y fixer.

Fig. 42. — Pendaison incomplète. La femme a été trouvée dans cette position. Sa main gauche était prise entre le cou et le lacet.

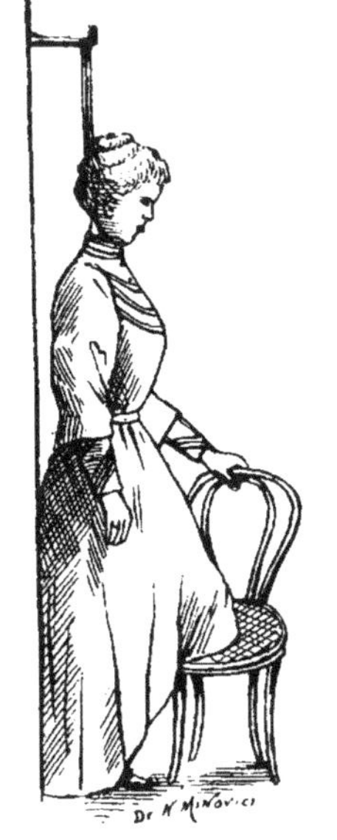

Fig. 45. — Pendaison incomplète. La corde passait deux fois autour du cou. La langue sortait de la bouche. La main et le genou gauche étaient appuyés sur une chaise.

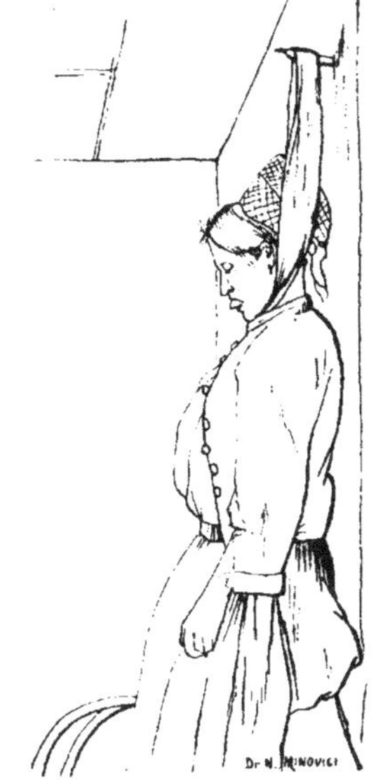

Fig. 46. — Pendaison complète. Le lien avec lequel cette femme se pendit, passait seulement sous le menton. C'était un morceau de son jupon. La langue sortait de la cavité buccale.

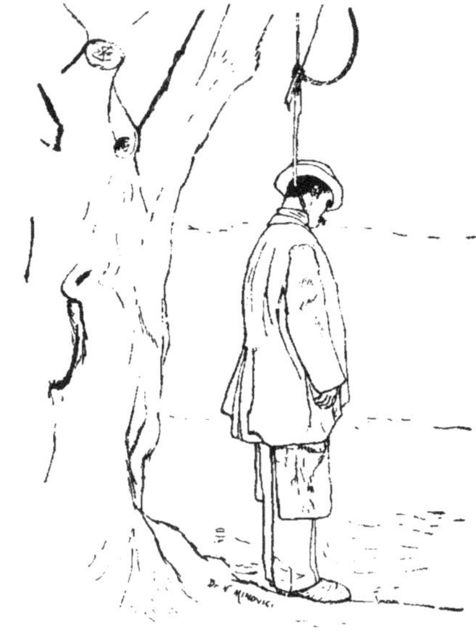

Fig. 47. — Pendaison incomplète.

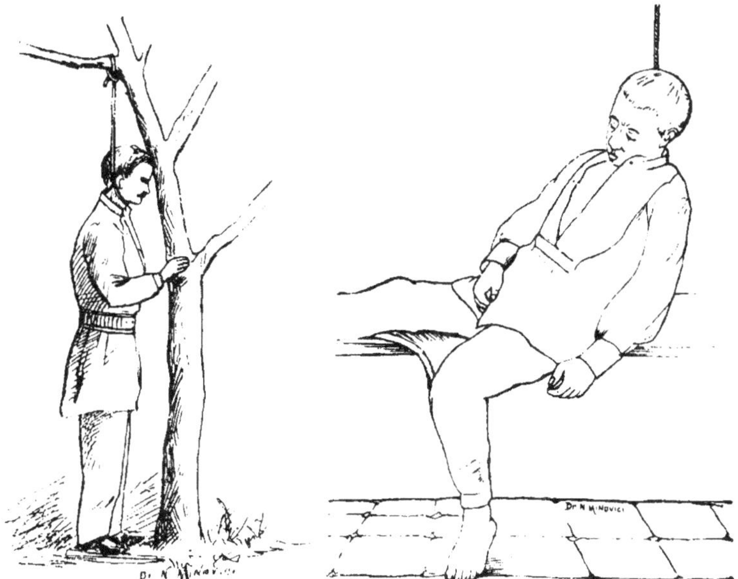

Fig. 48. — Pendaison incom
plète. Une des mains de l'individu reposait sur l'arbre.

Fig. 49. Pendaison incomplète.
Individu trouvé étendu sur le plancher.

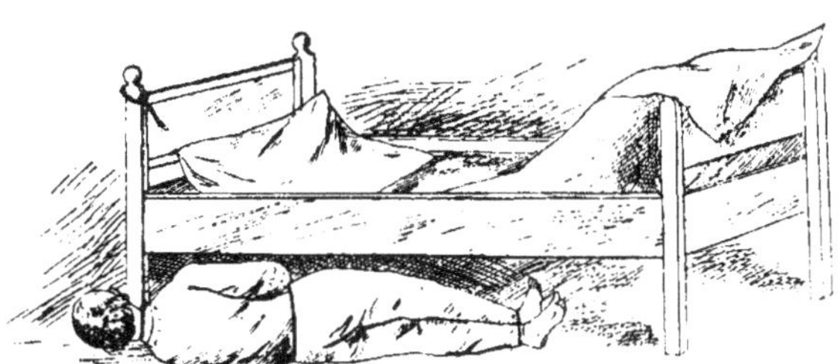

Fig. 50. — Pendaison incomplète.
Individu trouvé étendu sur le plancher.

C'est ce qui ressort de l'examen de la figure 31. Cette figure représente une servante qui a dû mettre une panière sur une chaise afin de pouvoir fixer la corde au crochet de la lampe, mais son pied est resté fixé à la panière, au moment où elle a voulu se lancer dans le vide. Les figures 33 et 40 représentent un cas identique. L'individu, après avoir lâché la branche, a touché un tonneau avec ses pieds. — Cet incident peut se reproduire souvent, soit à cause de la corde, soit parce que l'objet employé pour se pendre s'est plié. Il s'ensuit qu'une pendaison qui devait être complète ne l'a pas été. Il arrive aussi parfois qu'en voulant disposer le lien autour de son cou, l'individu fait un mouvement involontaire et que, dans le retard apporté à retirer ses mains du cou, l'une de celles-ci demeure prise entre la corde et le cou.

On peut voir cela dans les figures 38 et 42 qui représentent deux femmes qu'on a trouvées dans la position précitée. Tandis que la première n'a qu'une seule main prise entre le cou et la corde, la seconde a les deux.

Quelle que soit la position du pendu, sa tête incline presque toujours du côté opposé au nœud de la corde. Si le nœud est sur la nuque, la tête s'incline par devant, le menton touchant presque la poitrine ; si le nœud se trouve devant, au-dessus du larynx, la tête est dans une position inverse et si, enfin, le nœud est placé sur la partie latérale du cou, la tête inclinera à droite ou à gauche.

En ce qui concerne la position des membres soit supérieurs, soit inférieurs, elle varie souvent par rapport au genre de pendaison, c'est-à-dire selon que celle-ci a été complète ou non. En général, dans les suspensions complètes, les membres supérieurs restent allongés le long du corps ; leur position est parallèle à sa longueur.

Quelquefois, comme nous l'avons vu dans les positions reproduites dans les figures 38 et 42, ils sont pris entre le lacet et la corde. Quant aux membres inférieurs, dans ces cas de suspension, ils sont allongés directement vers le sol.

Si le corps est complètement suspendu et que les membres supérieurs retombent le long du corps, les poings sont si serrés que, d'après certains auteurs, la peau de la face palmaire

se serait déchirée, parce que les ongles s'y étaient incrustés.
Nous n'avons jamais eu l'occasion d'observer cela chez un de
nos pendus.

A notre avis la chose nous parait impossible, et ce, pour les
deux motifs suivants : 1° si fort que nous serrions les poings,
pour faire sur nous-même l'expérience, nous ne réussirions
pas à produire ces lésions ; 2° en admettant la possibilité de la
chose pour ceux qui ont des ongles longs, ceux, par exemple
dont l'état hygiénique laisse à désirer, entre autres certains
ouvriers, le fait devient impossible à cause même de l'épaisseur
de l'épiderme La callosité de la partie inférieure des mains est
due en effet au genre de travail des individus.

Mais si les positions des membres, dans les cas de suspension
complète, se réduisent à un petit nombre, elles sont bien plus
variées dans ceux de suspension incomplète. Nous devons
tenir compte parfois de toutes ces attitudes des membres, car
elles peuvent nous permettre de nous faire idée des circonstances ou des accidents survenus durant la pendaison.

Le professeur Brouardel cite, d'après Tardieu 1). un exemple
se rapportant au poids qui peut résulter d'une expertise, à
cause même de l'attitude des membres supérieurs. Voici le
fait : Une femme est trouvée pendue. Son mari est accusé de
l'avoir tuée. La première expertise permet au médecin de cons_
tater sur le cou et sous le lacet l'existence de huit plaies par-
cheminées. Il pensa alors que celles-ci étaient dues à des
violences extérieures et que la femme avait été d'abord étranglée, puis pendue.

Tardieu ayant été chargé de faire une seconde expertise
se souvint d'un individu qui s'était pendu en prison et dont une
main était restée prise entre le cou et la corde. Il pensa aussitôt
que la même chose avait pu se produire pour cette femme et
que les ecchymoses du cou avaient pu être produites par la
pression des phalanges.

L'explication est plausible, dit le professeur Brouardel : mais
bien qu'il soit difficile d'affirmer avec certitude, le prévenu
devra bénéficier du doute et il en profitera certainement.

En ce qui touche l'attitude des membres, nous avons encore

(1) TARDIEU, p. 75.

à noter, mais le fait est très rare. la ligature des mains et des pieds. Ce cas se réfère aussi aux personnes qui savent nager mais tiennent à se noyer. Pour être dans l'impossibilité d'échapper à la mort, elles ont soin, avant de se jeter à l'eau, de se lier les pieds et les mains. Ces cas sont cependant très rares et comme il nous a été donné de le constater par notre statistique, nous n'avons eu à relever le fait qu'une seule fois pour 136 pendus. Les mains de l'individu étaient liées derrière le dos ainsi que ses pieds, comme on peut le voir dans la figure 36. Le sujet était tailleur de profession et il avait confectionné seul les liens du cou et des mains. Le mode de confection indiquait qu'ils avaient été préparés par lui-même.

Il est naturel, lorsqu'on trouve un individu pendu et les mains liées, que l'idée du crime germe aussitôt. Beaucoup de gens croient qu'il est impossible que quelqu'un puisse lier ses mains tout seul, puisque, s'il est facile de les lier par devant, il doit être extrêmement difficile de les lier par derrière.

Dans le cas cité par nous et comme nous l'avons dit plus haut le lien pour les mains avait été préparé de telle sorte que l'individu. bien qu'il eût les mains derrière le dos, a pu facilement introduire ses poignets dans les œillets en forme de bracelets, ainsi qu'on peut le voir dans la figure 25.

En ce qui a trait au liement des pieds, il est plus que probable qu'il a été fait alors que les mains étaient encore libres. Son exécution n'a donc pas lieu de nous surprendre.

L'EXAMEN EXTERNE DU CADAVRE. — Quand le corps d'un pendu est descendu, il ne faut pas nous borner à constater la présence du sillon sur le cou. Nous devons aussi rechercher d'autres signes de violence. Ces signes. selon leur importance et la place qu'ils occupent. peuvent souvent nous permettre de soupçonner s'il y a eu crime avant la pendaison. Néanmoins, il arrive souvent aussi que de tels signes ou lésions sont relevés sur le cadavre de celui qui s'est suicidé. Les exemples de ce genre sont encore plus nombreux que dans les cas de crime. C'est le cas de Tardieu que nous avons cité dans le chapitre de l'attitude du corps. C'est également celui du professeur Brouardel : une femme s'étant pendue à l'aide d'une corde trop

mince qui lui coupa la peau du cou, le cadavre tomba à terre et
le médecin expert se demanda s'il n'y avait pas eu crime. Des
cas identiques et nombreux sont cités par divers auteurs. Ces
signes de violence, remarqués en dehors du cou, sont répandus
sur les mains et les pieds. Cela nous indiquerait qu'il y aurait
eu lutte ou résistance avant la pendaison. Il est très facile
d'expliquer ce fait : lorsqu'un individu se pend dans une position complète, le long d'un mur qui présente des irrégularités
ou des aspérités, ses mains se frottent contre le mur pendant
la période des convulsions; il est donc naturel que ses mains
soient égratignées. Ces égratignures se trouvent plutôt sur la
partie dorsale des mains. On les remarque aussi sur d'autres
parties du corps, selon les objets que le pendu a pu atteindre
pendant les convulsions. Ainsi, nous les voyons souvent sur la
partie antérieure des jambes et ce, parce que beaucoup d'individus qui se pendent ont l'habitude de monter sur une chaise.
Dans leur chute, ils la frappent et par suite se contusionnent.

Le professeur Tourdes cite le cas d'un individu qui s'était
pendu à un pin et dont les mains et la poitrine étaient couvertes
d'une foule de piqûres provenant des aiguilles de l'arbre pendant la période convulsive. Si le cadavre se trouve dans la
position verticale, alors les hypostases ne tardent pas à se former
vers les parties déclives, comme, par exemple, vers les membres
inférieurs, près du bassin, ainsi que sur les membres supérieurs,
bien au-dessus des côtes.

La planche 22 de l'atlas du professeur Hofmann nous donne
une très fidèle image de cette hypostase, que l'on peut voir sur
un individu complètement pendu. Dans de telles circonstances
ces régions du corps acquièrent une couleur rouge violacé et
celle-ci devient parfois d'autant plus intense que l'individu est
resté plus longtemps pendu. Cette accumulation de sang vers
les parties déclives peut donner naissance à des ruptures des
capillaires de la peau et, consécutivement, à une hémorragie
punctiforme. Quelques auteurs. Hofmann, Straussmann, Vibert,
Soutzo (1), considèrent ces ecchymoses comme un phénomène
post mortem et ils les attribuent à la rupture des capillaires,

(1) Dr A. Soutzo : *Elemente de medicina legale. Asphiscii.* p. 15.

des papilles de la peau. Lesser est d'opinion contraire. A notre avis, nous ne pouvons cependant pas toujours considérer ces ecchymoses comme un phénomène *post mortem*. Si nous ne les admettons, en ce qui concerne leur dissémination, que sur les membres inférieurs. nous ne pouvons les admettre sur le visage et le thorax. Dans neuf de nos cas, ces ecchymoses, excessivement nombreuses, et dont on peut voir des spécimens au musée de l'Institut, avaient des dimensions variant d'un petit point jusqu'à un grain de maïs. Dans quatre cas environ, elles étaient répandues sur tout le visage et les parties supérieures du thorax. Il est donc probable qu'elles ont pu se produire plutôt pendant la vie qu'après la mort.

En faisant des expériences sur des cadavres, même peu après la mort à plusieurs reprises, nous n'avons pu obtenir ces ecchymoses sur le visage ou le thorax. Nous les avons au contraire obtenues sur les membres inférieurs.

Certains auteurs attribuent à des lésions d'artério-sclérose (Hækel) la formation de ces ecchymoses dans la peau, de même que de celles sous-pleurales. Bien plus, tandis que nous avons réussi pour certains cadavres à déplacer les hypostases qui s'étaient produites dans d'autres régions du corps et à les ramener vers les membres inférieurs, il nous a été impossible, pour deux cadavres, et même après vingt-quatre heures de pendaison complète, de déplacer les hypostases qui se trouvaient auparavant sur le dos et les fesses. Par conséquent, nous ne pouvons pas toujours obtenir ces ecchymoses à l'extrémité du corps, de même que nous ne pouvons pas quelquefois déplacer les hypostases. Nous croyons que cela dépend de la quantité de sang de l'individu. — En ce qui concerne la rigidité cadavérique, d'après certains auteurs. elle est tardive chez les pendus ; d'après d'autres (Sutzse , elle se produit plus tôt, de même que la putréfaction, à cause des dernières convulsions. Le Dr G.-E. Pellereau. qui a assisté à six exécutions judiciaires, dit que la rigidité « est en général tardive et qu'elle n'apparaît que trois ou quatre heures après la mort ».

Par le tableau ci-contre on peut voir les résultats qu'il a obtenus :

	DATE DE LA PENDAISON	AUTOPSIE FAITE APRÈS	RIGIDITÉ CADAVÉRIQUE
1	10 heures du matin	4 heures	Seulement au maxillaire
2	6 — —	2 —	Non déclarée
3	8 — —	1 —	—
4	8 — —	1 heure et demie	—
5	8 — —	3 heures et demie	Seulement au maxillaire
6	8 — —	4 — —	— —

Le fait que la rigidité cadavérique apparait tardivement chez les pendus, dit plus loin Pellereau, ne concorde pas avec ce que l'on voit dans les pays chauds. où son apparition est au contraire rapide.

Mais, bien qu'elle se produise tardivement et lentement, elle dure longtemps et même si longtemps qu'elle persiste quoique la putréfaction ait déjà commencé.

Le Dr Pellereau a encore constaté le fait suivant : il a pesé des pendus avant et après leur mort et il a remarqué, sans qu'il puisse s'expliquer la chose, qu'ils perdaient de leur poids de 1 à 1 kg. 1/2 environ. En ce qui concerne la température chez les pendus, il a encore constaté, surtout chez les six individus dont on a parlé plus haut, une persistance de température qu'il ne peut s'expliquer. Après chacune de ces six exécutions judiciaires, il a constaté que le corps était encore chaud et que le sang gardait la propriété de se coaguler.

La couleur du visage. — Sans vouloir donner une grande importance à la couleur du visage, nous devons avouer que nos expériences nous ont permis de constater que parfois sa pâleur ou sa cyanose étaient en rapport avec le lien qui entourait le cou. Quand la corde n'en faisait pas complètement le tour ou que le nœud se trouvait sur une de ses parties latérales, le visage était congestionné et, inversement. il devenait pâle lorsque le lacet faisait complètement le tour du cou. Comme nous l'avons expliqué, quand nous avons parlé du mécanisme de la mort, ce fait tient à l'oblitération complète ou non des vaisseaux du cou. Leur fermeture hermétique ou subite provoque la pâleur du visage et *vice versa*. En cas de fermeture incomplète, la chose trouve son explication dans les résultats de la physiologie expérimentale. Néanmoins, le professeur Straussmann a remarqué comme nous la cyanose du visage, malgré la symétrie du sillon sur le cou, c'est-à-dire bien que la compression fût égale à droite des vaisseaux.

Le professeur Brouardel ne donne de l'importance à la congestion du visage que lorsqu'on peut établir un rapport entre elle et la position du lien sur le cou. Il nous recommande à juste titre ce qui suit :

« Vous noterez avec le plus grand soin la couleur du visage et la position du lien, mais vous ne pourrez pas tirer de cela des conclusions qui pourraient entrainer une condamnation. »

Les opinions des auteurs sont si variées et leurs résultats si différents que, sans vouloir donner une trop grande importance à cette question, nous nous bornerons à faire des remarques à ce sujet, lorsque l'occasion s'en présentera.

Un visage qui était pâle au commencement de la pendaison, peut devenir congestionné à cause des hypostases ou dès que le cou a été délié. Nous avons remarqué que le visage était devenu violacé chez un pendu que nous avions vu délier à 8 heures du matin et lorsqu'on a fait son autopsie à 1 h. 1/2, nous avons constaté la pâleur du visage. Casper considère la couleur du visage plutôt comme un effet de la constitution ; d'après lui, elle relève plutôt de la nature de l'individu que du genre de mort. Le Dr Fritz Reuter (1), assistant à l'Institut de pathologie de Gratz, dans une statistique de trois cents suicides par pendaison, dressée à l'Institut de médecine légale de Vienne (professeur Kolisko), signale la rareté de la cyanose du visage et il ajoute qu'en général on ne la remarque pas. Quant à nous, nous avons constaté *23* fois la congestion du visage, pour un nombre de *136* pendus.

Dans la majeure partie des cas, on remarque une cyanose des deux oreilles. Dans un cas, les deux pavillons étaient parsemés de nombreuses ecchymoses sur les côtés postérieurs. Cette cyanose, de même que celle du visage, dépend beaucoup

---

(1) Dr Fritz Reuter : *Ueber die anastomischen Befunde beim Tode durch Erdrosseln und durch Erhængen*, p. 28, 1901.

du laps de temps qui s'est écoulé entre le moment où l'individu
s'est pendu et celui où nous avons fait notre observation. Il
n'existe quelquefois aucune relation entre la cyanose du visage
et celle des oreilles; c'est ainsi que nous avons remarqué chez
un individu un visage pâle et des oreilles cyanosées. En même
temps que les ecchymoses apparaissent sur le visage, de même
que dans les cas où la cyanose s'y forme, on remarquera parfois
aussi celle des lèvres dont les bords sont parsemés de petites
ecchymoses : neuf fois nous avons remarqué sur nos sujets des
lèvres violacées et, deux fois, elles avaient des ecchymoses ; dix
fois nous avons trouvé une écume blanchâtre teintée de rouge
autour des lèvres. Ce fait est assez rarement remarqué, mais
son explication ne satisfait pas certains auteurs. Hofman a
attribué cela à une hypersécrétion des glandes salivaires et
à l'expulsion par pression du contenu des glandes sous-maxil-
laires. Le professeur Brouardel n'admet pas que les liquides se
transforment en écume à cause des convulsions ou autres
efforts. D'après lui, cette écume proviendrait des bronches, ce
que nous admettons nous aussi, surtout quand la mort n'a pas
été instantanée. La chose est d'autant plus plausible que chez
seize individus sur cent trente-six nous avons trouvé la trachée
et les bronches pleines d'une écume blanchâtre ou rougeâtre.
Nous ne devons pas toutefois confondre cette écume ou sécrétion
de la bouche avec les liquides que nous trouvons souvent dans
la bouche des pendus et qui proviennent de l'estomac, après que
le cadavre a été mis à terre.

M. Étienne Martin (1) a relaté dans son étude la remarque
suivante qu'il avait faite sur un pendu : l'œil droit était
entr'ouvert et le gauche presque fermé, comme on peut le voir
dans la figure 51. La paupière de ce dernier parait atteinte de
ptosis. La joue gauche ne présente pas toutefois une coloration
spéciale. L'individu est un pendu et son visage est pâle. Après
avoir relevé les deux paupières, il a aussitôt remarqué une inégalité pupillaire typique, qui peut être évaluée, à droite à 7 millimètres, à gauche à 5 millimètres. Par conséquent, c'était une

____

(1) *Le Facies sympathique des pendus, l'Inégalité pupillaire et les Lésions du
sympathique cervical dans la pendaison. Arch. d'Anthr. crim., t XIV, p. 179.*

myosis à gauche et **une mydriase** à droite. Rien de particulier
pour les conjonctives.

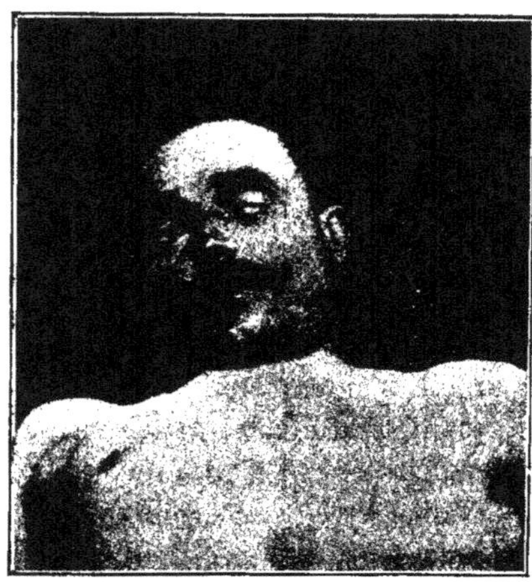

Fig. 51 (Etienne Martin)

Cette physionomie, dit-il, lui rappelle le facies des malades
qu'il a vus dans le service de M. Jaboulay et dont le sympathique avait été sectionné. D'un autre côté la section du sympathique produit toutes les modifications énumérées plus haut.
L'exophtalmie n'était pas assez prononcée pour pouvoir être
signalée. Le facies sympathique des pendus est causé, dit-il,
par la compression du sympathique à l'aide du lacet constricteur. Les désordres anatomiques constatés viennent confirmer
cette opinion. Sur le cou, se trouvait un sillon très accentué,
au-dessous de l'angle du maxillaire inférieur gauche. Ce sillon
allait se perdre vers la nuque et ses extrémités se terminaient
à droite, au niveau de l'oreille. La tête était inclinée vers
l'épaule gauche et les organes (nerfs et vaisseaux du cou)
étaient très fortement comprimés à gauche. A droite, la disposition du sillon plus haut décrit indique qu'ils étaient beaucoup moins atteints.

Il ressort de cette très intéressante observation, qu'il attribue toutes ces modifications à la compression ou à l'élongation de ce nerf (bien que l'examen microscopique n'ait révélé aucune rupture ou altération nerveuse).

Quelle que soit la position du lacet constricteur sur le sympathique, chez les pendus, il en résulte pour eux les mêmes effets sur la pupille, et si nous nous rappelons la disposition du sillon autour du cou, nous remarquerons que les deux sympathiques ne sont pas toujours également comprimés. Ils sont symétriquement comprimés dans le cas où le nœud se trouve sur la nuque, et le lacet forme alors un cercle symétrique; mais, dans la majeure partie des cas, le nœud est placé latéralement, au niveau de l'oreille droite ou gauche. La plus grande pression s'exerce latéralement et du côté opposé, mais le sillon est, de ce côté, beaucoup plus profond et plus accentué. Dans ces conditions un seul sympathique se trouve comprimé; nous remarquons alors, du côté de la compression, la contraction de la pupille. L'inégalité pupillaire se trouve donc expliquée. Si la compression est égale des deux côtés, ce serait la myosis des deux pupilles. »

Plus loin, relativement aux troubles vaso-moteurs du visage chez les pendus, il dit encore : « Peut-être ne faut-il pas chercher d'un autre côté l'explication encore si mal connue des phénomènes de la congestion du visage. Je ne cite cette opinion que comme une hypothèse, mais il me paraît fort probable que les pendus cyanosés sont ceux pour lesquels la mort a été relativement plus lente et où la paralysie des sympathiques a eu le temps de produire la vaso-dilatation des capillaires du visage. »

En ce qui concerne l'inégalité pupillaire chez les pendus, il dit encore : « La constatation de l'inégalité pupillaire chez les pendus est un phénomène vital ; c'est une preuve que la pendaison a été faite sur un homme vivant et non sur un cadavre. En réalité, le fait n'est pas toujours constant, mais, quand il existe, il me paraît être une preuve tout aussi décisive que la formation de l'ecchymose rétro-pharyngienne ou que la lésion d'Amussat. »

Ces dernières lésions sont également inconstantes.

De tout ce qui a été exposé, M. Martin tire les conclusions suivantes :

« 1° Dans la pendaison il existe un aspect particulier du visage, aspect que nous nommons le facies sympathique, en nous rappelant les lésions qu'il produit.

« 2° L'inégalité pupillaire chez les pendus est un phénomène vital. C'est une constatation qui nous permet de dire que la pendaison n'a pas été faite sur un cadavre.

« 3° Les lésions des sympathiques sont probablement la cause de l'hypérémie du visage (chez les pendus pourprés) par paralysie vaso-motrice et vaso-dilatation. »

La remarque faite plus haut a fourni en effet à M Etienne Martin tous les éléments nécessaires permettant d'en tirer les conclusions les plus justes possible. Mais, depuis notre visite au laboratoire de médecine légale de Lyon, où nous avons eu l'honneur de faire la connaissance de M. Etienne Martin — et à cette occasion il eut l'amabilité de nous offrir l'étude dont nous parlons plus haut — jusqu'au moment où nous écrivons, nous avons eu à étudier une nouvelle série de quatorze pendus, outre les trente-sept antérieurs, et l'examen de ces quatorze individus nous a permis de contrôler ce qu'il avance.

Nous aurions vivement désiré que nos propres résultats pussent collaborer avec les siens, qui s'expliquent d'une manière purement scientifique, mais le sort a voulu qu'ils ne correspondissent pas du tout à ses conclusions. Le fait ne diminue d'ailleurs en rien sa valeur d'excellent observateur, d'autant plus que M. Etienne Martin est le premier qui, à notre connaissance, ait émis de telles hypothèses.

Les résultats obtenus par nous, relativement aux 51 pendus, ont été les suivants :

1° Quand l'anse de la corde se trouvait à gauche et le nœud à droite, la compression s'exerçait plutôt à gauche et quand nous devions avoir comme conséquence : *la contraction de la pupille gauche et l'abaissement de la paupière supérieure gauche plus bas que la droite*, les résultats, sur vingt cas, ont été (tableau n° 1, page suivante) :

I. — Nœud à droite. Compression plus forte à gauche.

Comment il aurait dû être (1):

⌣ — Paupières
○ ● Pupilles

Comment il était :

	GAUCHE		DROITE
1.	—○	=	—○
2.	—○	=	—○
3.	—○	=	—○
4.	—○	=	—○
5.	—○	=	—○
6.	—○	=	—○
7.	—○	=	—○
8.	—○	=	—○
9.	—○	n =	—o
10.	—○	n =	—o
11.	—○	n =	—o
12.	—o	n =	—○
13.	⌣○	=	⌣○
14.	⌣○	=	⌣○
15.	⌣○	=	⌣○
16.	⌣o	n =	⌣○
17.	⌣o	n =	⌣○
18.	⌣o	n =	⌣○
19.	●	=	○
20.	○	n =	○

II. — Nœud à gauche. Compression plus forte à droite.

Comment il aurait dû être :

⌣ —
○ ●

Comment il était :

	GAUCHE		DROITE
1.	—○	=	—○
2.	—○	=	—○
3.	—○	=	—○
4.	—○	=	—○
5.	—○	=	⌣○
6.	⌣	=	—
7.	⌣○	=	⌣○
8.	⌣○	=	⌣○
9.	⌣○	=	⌣○
10.	⌣○	=	⌣○
11.	⌣○	=	⌣○
12.	⌣○	n =	⌣○
13.	⌣○	n =	⌣○
14.	⌣○	n =	⌣○
15.	○	n =	●
16.	○	=	○
17.	○	=	○
18.	○	n =	○

III. — Nœud sur la nuque. Compression plus forte sur la partie antérieure du cou.

Comment il était :

	GAUCHE		DROITE
1.	—○	—	—○
2.	—○	n =	o
3.	⌣○	=	o
4.	⌣○	=	⌣○
5.	⌣○	=	⌣○
6.	●	=	●
7.	●	=	●
8.	●	=	●
9.	●	=	○
10.	○	=	○
11.	○	=	○
12.	○	=	○

IV. — Nœud en face, sous le menton. Compression plus forte sur la nuque.

	GAUCHE		DROITE
1.	⌣○	=	⌣○

(1) — = Paupières closes; ⌣ = entr'ouvertes. ○ = Pupilles dilatées; o = non dilatées; ● = contractées; n = inégales.

2° Qand l'anse de la corde était à droite et le nœud à gauche, la compression s'exerçait plutôt à droite et quand nous devions avoir comme conséquence : *la contraction de la pupille droite et l'abaissement de la paupière supérieure droite plus bas que la gauche*, les résultats ont été (tableau n° 2) :

3° Mais dans un cas où l'anse de la corde venait sur la partie antérieure du cou et où le nœud était sur la nuque, nous avons remarqué (tableau n° 3) :

4° Dans un cas où l'anse était en sens inverse, c'est-à-dire que le nœud se trouvait devant, sous le menton, et l'anse sur la nuque, nous avons remarqué (tableau n° 4) :

Il ressort par conséquent de l'examen des cinquante et un cas de pendus, que les résultats acquis par nous ne correspondent pas toujours avec ceux de M. Etienne Martin. Bien plus, dans la majeure partie des cas, les résultats ont été presque absolument contraires à ce qu'ils auraient dû être.

Si, en effet, ces lésions existent, comme le suppose M. Etienne Martin, elles ne peuvent, en tout cas, être remarquées que sur les lieux mêmes, et au moment où l'individu est encore suspendu. Descendre le cadavre, le transporter à la Morgue, le déshabiller, le mettre sur la table d'autopsie, puis le laps de temps assez long qui s'écoule jusqu'à ce qu'on fasse l'autopsie, sont autant de choses qui peuvent complètement changer les lésions susdites et nous donner des résultats tout à fait opposés. Ces remarques pourraient plutôt être faites par ceux qui ont l'occasion d'assister à des pendaisons judiciaires.

Quant à nous, qui nous basons sur les résultats indiqués plus haut, nous ne saurions admettre cette inégalité pupillaire. Nous n'admettons pas davantage que la position des paupières soit en relation avec la compression des sympathiques, d'autant plus que nous les avons souvent observées sur d'autres individus morts de maladies différentes. Si on consulte les registres d'autopsie de notre Institut, où les autopsies sont passées avec tous les détails voulus, on peut constater pour un grand nombre de cadavres l'inégalité pupillaire et celle de la clôture des paupières.

Mais le sort paraît avoir voulu donner une base encore plus

probante à ce que nous soutenons : le dernier cas de pendaison
qui se trouve à la fin même de ce travail (la planche 52 reproduit la photographie du pendu) fournit encore une preuve de
plus à nos dires.

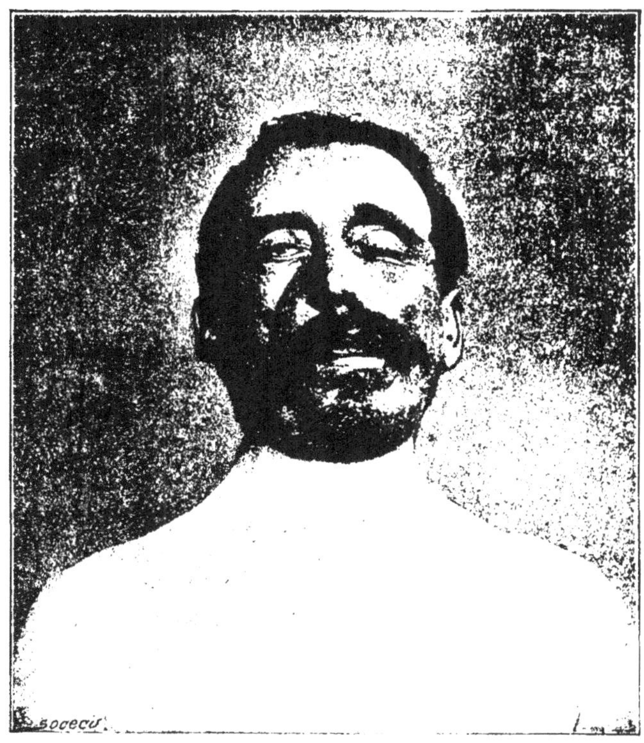

Fig. 52.

Bien que l'individu en question portât le nœud sur la partie
latérale gauche du cou et que la compression se fît plutôt à
droite, la position des paupières et des pupilles était cependant
tout à fait en sens inverse comme dans les cas cités par
M. Etienne Martin, c'est-à-dire que la paupière de l'œil droit
était entr'ouverte, celle de l'œil gauche ouverte, la pupille
droite dilatée et la gauche contractée.

Dans la généralité de nos cas nous avons plutôt remarqué la dilatation des pupilles, et, de même que le professeur Brouardel, nous la considérons comme un phénomène avant-coureur de la mort, que nous remarquons aussi pour les autres genres de mort.

Certains auteurs ont signalé des hémorragies nasales, ruptures et ecchymoses des tympans et des otorrhagies. Ces ruptures du tympan dans la pendaison sont signalées depuis longtemps. Elles ont été remarquées du temps de Morgagni (1) et de Vasalva.

Les cas mentionnés par Berndt (2), celui de Wilde (3), qui a remarqué une rupture triangulaire sur une femme de quarante ans, celui de Taylor (4), cas qui se réfère à un enfant de quatorze ans et cité dans son *Traité de médecine légale*, celui de M. Lannois (5), etc., sont venus enrichir la littérature médicale. M. le professeur M. Minovici, au cours de sa pratique, nous a avoué avoir eu l'occasion de remarquer une fois sur un pendu la rupture de cette membrane, puis deux autres fois sur deux individus morts par asphyxie en tombant dans des latrines. En ce qui nous concerne personnellement, malgré tout le soin que nous avons mis à rechercher de semblables lésions sur nos pendus, en examinant leurs oreilles à l'aide de cornets et d'un miroir, nous n'avons jamais remarqué sur un seul des ruptures du tympan. Cependant, nous avons vu plusieurs fois des ecchymoses sur les deux tympans et une otorrhagie gauche sur un seul pendu.

D'autres observations ayant trait à la rupture de la membrane du tympan ont été mentionnées par Littré, Ogston (6), d'Édimbourg, Maschka (7), Lacassagne et Gellé. Les docteurs Legroux et Gellé, à la suite d'expériences faites sur des chiens,

---

(1) Morgagni : *Di sed. et causa morborum.* Trad. Desfonet. Lettre XIX, p. 406 et 408.

(2) Berndt : Beit. zur gericht. Arzneik., 1818, cité par Hofmann.

(3) Wilde : Traité des maladies de l'oreille.

(4) Taylor : Traité de méd. légale, trad. H. Coutagne.

(5) Lannois : Rupture du tympan chez un pendu, *Arhivele de antropologie criminale*, t. II, 1896, p. 47.

(6) Ogston : Death by Hanging. *Med. Times and Gaz.*, 1876.

(7) Maschka : *Wien. med. Wochenschr.*, nos 22, 1879.

ont constaté la présence d'ecchymoses sur la membrane du tympan. Le cas du professeur Hofmann (1) et de son assistant Zillner (2), de même que celui de Pellier, se réfèrent également à des ecchymoses, hémorragies et ruptures du tympan.

L'explication de ce phénomène pourrait être la suivante :

L'individu ayant le cou lié tout autour et se lançant tout à coup dans le vide d'une hauteur quelconque, il se peut qu'à la suite de l'impulsion par en haut de la base de la langue, il se peut, disons-nous, que l'air qui se trouvait dans la trompe d'Eustache et dans l'oreille moyenne soit refoulé au dehors avec assez de violence pour provoquer la rupture du tympan. Telle est l'explication de Zanfal et il la base sur les constatations faites sur des cadavres glacés de pendus chez lesquels il a remarqué que la langue était repoussée et bouchait toute la cavité.

Wiede s'est élevé contre cette théorie et il a démontré que l'air peut sortir par le nez. De son côté, Hofmann dit que si ce mécanisme était vrai, il faudrait que les deux tympans se rompissent, chose qui ne s'est produite dans aucun des cas publiés. D'autres auteurs ont, il est vrai, considéré ces lésions du tympan comme produites *post mortem*. Ainsi, Politzer. Trautmann (3) supposent qu'elles sont causées par la chute du cadavre, après qu'on a coupé la corde ; mais d'autres auteurs opposent à cela la présence simultanée d'ecchymoses sur le tympan. Comme on le voit, l'explication de ces ruptures ne paraît pas être encore résolue. D'après certains auteurs, l'existence de ces lésions prouverait que la pendaison a eu lieu pendant que l'individu était en vie.

Un phénomène qui nous paraît curieux et dont nous ne savons à quoi attribuer la naissance, c'est l'exorbitisme des yeux (les yeux sortant hors des orbites). La plupart des auteurs signalent ce phénomène de la sortie des globes des yeux hors

---

(1) HOFMANN : Blutung aus den Ohren bei einem Erhængten, *Wien. med. Presse.* nos 1, 10. 1880.

(2) ZILLNER : *Wien. med. Wochenschr.*, nos 36, 37, 1880.

(3) TRAUTMANN : Verletzung des Ohres, *Rev. enciel. de méd. legala a lui* Maschka. 1881.

des orbites des pendus, mais jusqu'à ce jour, nous n'avons eu
l'occasion de l'observer qu'une seule fois. Il nous a été impossible de nous en rendre compte et de déterminer les causes en
vertu desquelles il peut se produire chez les pendus.

On peut remarquer l'existence d'ecchymoses sur les paupières, mais très rarement. Nous ne les avons remarquées que
pour huit individus sur cent-trente-six. Chez deux filles, l'une
de treize ans et l'autre de dix-sept, ces ecchymoses ont été
trouvées sur les paupières, les conjonctives, les caroncules
lacrymales, le visage, les oreilles et les membres inférieurs. Il
en a été de même pour un homme de cinquante ans. Elles ont
été également signalées par d'autres auteurs (Straussmann).
La présence des ecchymoses conjonctivales peut aussi se révéler,
mais plus souvent. Le professeur M. Minovici les a vu atteindre
sur les conjonctives la grandeur de 5 millimètres. La clôture
des paupières ou leur ouverture n'a pas une assez grande importance pour que nous nous en occupions.

Cette question a été traitée plus au long à une page précédente où nous avons également consigné nos résultats. La majeure partie des pendus ont été trouvés avec les yeux entr'ouverts. Mais nous ne devons pas perdre de vue le fait suivant :

Lorsqu'un individu a été dépendu, l'habitude populaire voulant qu'on ne laisse pas à un mort les yeux ouverts, ceux-ci sont
souvent fermés par les parents ou un voisin, de sorte que
s'il avait auparavant les yeux également ou inégalement
entr'ouverts, nous les voyons fermés lorsqu'il est sur la table
d'autopsie.

En ce qui concerne la *position de la langue*, cette question
ne paraît pas encore résolue. Tout ce qu'on peut dire, c'est que
les anciens, comme Paré, étaient dans l'erreur lorsqu'ils
croyaient que la langue d'un pendu est toujours proéminente.
Pour cent-trente-six cas, nous avons remarqué que huit fois la
langue était proéminente, vingt-sept fois elle était serrée entre
les dents et cent-une fois elle se trouvait derrière les arcades
dentaires. D'après certains auteurs, cette issue de la langue
est en rapport avec la position du lien autour du cou. Nos
expériences nous ont permis de nous rendre compte que lorsque
le lien passait au-dessus de l'os, la langue était retirée vers le

fond du pharynx qu'elle bouchait hermétiquement ; mais quand le lien passait sur l'os hyoïde, sur le larynx ou entre, alors les circonstances voulaient qu'elle fût légèrement proéminente entre les dents, surtout dans les positions verticales incomplètes, c'est-à-dire lorsque les pieds du cadavre touchent un peu la terre. Dans de telles circonstances, nous avons eu l'occasion de voir la langue sortie chez beaucoup de nos pendus. La grosseur du lien ne joue aucun rôle dans l'issue de la langue. Nous avons eu des pendus dont la langue était sortie et qui s'étaient pendus avec des cordes grosses ou minces. D'après nous, l'issue de la langue ne correspondrait pas à une position particulière du lien sur le cou, soit que celui-ci fasse complètement le tour du cou, soit qu'il passe seulement sous les mâchoires.

Chez trois individus sur lesquels le lien passait seulement sous les mâchoires et derrière les oreilles, comme dans la figure **44**, la langue était au fond du pharynx. Pour d'autres, bien que le lacet occupât la même position, elle était tantôt dehors tantôt dedans.

Certains auteurs (Fleischmann) ont cherché à interpréter ces positions de la langue, selon que la mort avait été plus rapide ou plus lente. Ainsi il nous dit que lorsqu'elle était sortie, la mort avait eu lieu pendant l'expiration, tandis que lorsqu'elle était placée derrière les arcades dentaires, la mort était survenue pendant l'inspiration.

Dans les expériences qu'il a faites sur des cadavres, Orfila n'a pas réussi à faire sortir la langue, quelque position qu'il ait donnée au lien. De même, lors de nos expériences faites sur des cadavres, nous n'avons jamais pu la faire sortir. Ne serait-ce pas un phénomène vital ? Est-ce qu'il ne se produirait pas pendant les convulsions ? Nous croyons que l'on peut répondre affirmativement à ces deux questions. Certains auteurs attribuent la proéminence de la langue à la putréfaction. Il est vrai que la langue sort quand la putréfaction est avancée mais cela n'arrive pas seulement pour les pendus ; nous remarquons la même chose pour n'importe quel genre de mort, et surtout pour les noyés.

Les données des auteurs étant d'un côté très variées et ne pouvant contribuer à établir la véritable position de la langue par rapport à celle du lien, et, de l'autre, les causes étant multiples, comme nous l'avons démontré plus haut, nous nous abstiendrons de faire d'autres citations.

On observe parfois sur la langue des blessures sanguinolentes faites pendant que l'individu se lançait dans le vide.

Cela prouve que cette lésion a été faite pendant la vie. De même, la tentative de sortir faite par la langue a eu lieu également lorsque l'individu était vivant. Nous avons remarqué cinq fois cette chose, puis, une autre fois, chez une personne qui avait tenté de se pendre mais qu'on avait sauvée. Nous avons trouvé quatre fois des ecchymoses sur la base de la langue et six fois relevé la présence d'ecchymoses en même temps que l'empreinte des dents sur le bout de la langue.

Quelques auteurs ont remarqué que la salive s'écoulait par la bouche. D'après le Dr Pellereau, ce phénomène se passerait plus souvent dans les pays chauds qu'en Europe, fait sur lequel Norman Chevers, médecin légiste dans les Indes, a attiré l'attention. Cette chose qu'il considère d'ordre tout à fait vital, a une importance capitale dans les pays chauds. Il l'attribue à des constitutions plus ou moins débiles, plus ou moins impaludées, plus ou moins lymphatiques, comme cela se voit en Europe. En ce qui concerne ces écoulements de salive, nous les avons très rarement remarqués.

L'EXAMEN DU COU. — L'examen externe du cou offre le signe le plus caractéristique et pathognomonique de ce genre de mort. C'est sur le cou que nous trouvons presque toujours imprimé le sillon tracé par l'objet dont l'individu se servit pour se pendre. Certains auteurs ont signalé la longueur du cou chez les pendus. Dans quelques cas la remarque peut être vraie ; dans d'autres (la majorité), elle n'est qu'apparente. Par exemple, comme le bourreau a l'habitude, avant de lancer le corps dans le vide, après avoir lié le cou, d'ajouter le poids de son corps à celui du pendu en s'accrochant à lui au moment de la chute, comme cela se passe en Angleterre, il est certain que dans de telles circonstances on remarquera un allongement du cou.

Dans les expériences que nous avons faites sur des cadavres

en les laissant tomber afin de séparer la tête du tronc, nous
avons provoqué cet allongement du cou, mais, grâce à l'écarte-
ment de ses vertèbres (les articulations intervertébrales en
étaient devenues très mobiles) mais, sans toutefois obtenir leur
séparation. Cependant, dans la majeure partie des cas, cet
allongement est de pure apparence. L'attitude ou la position
du pendu nous donne, dans la plupart des cas, l'allongement
factice du cou.

Un individu qui se trouve dans la position verticale et dont
les épaules sont placées horizontalement, dans une suspension
complète, à cause des bras qui tendent vers le sol, prend une
direction oblique, ce qui nous fait paraitre le cou plus long.
Nous avons même pu observer cela sur nous-même (fig. 5 .
Outre cela, l'abandon de la tête en arrière ou la position élevée
du menton, qui permet alors de voir toute la partie antérieure
du cou, ne contribue pas moins à donner à celui-ci un allongement apparent. Cependant nous ne contestons pas que dans
certains cas, et surtout lorsque l'individu est resté longtemps
suspendu, cet allongement du cou soit réel. Quant à nous, nous
ne l'avons pas constaté sur nos pendus; il en est de même pour
le Dr Pellereau, qui a assisté à des exécutions judiciaires.
Il ne l'a pas davantage remarqué pour les suicides de sa statistique.

L'EXAMEN DU SILLON. — Nous avons dit plus haut que ce
sillon constitue un signe presque pathognomonique de la pendaison. Il ne constitue cependant pas toujours un signe constant et souvent l'existence d'un sillon sur le cou d'un cadavre
ne doit pas être attribuée aussitôt à la pendaison. Le sillon
nous indique simplement que le corps a été pendu, ni plus ni
moins. Il peut disparaître peu après la mort, de sorte qu'il ne
peut pas nous servir à apprécier la durée de la pendaison.
Ollivier (d'Angers) (1) l'a vu disparaitre sur un individu qui
était resté pendu pendant dix minutes au maximum. Le professeur Hofmann a fait la même remarque. Nous ne trouvons
pas dans tous les cas imprimée autour du cou la trace de l'objet

____

(1) OLLIVIER, d'Angers : *Analele de higiena si med. legala*, 1841.

qui a servi à la pendaison. Dans ces cas-là, si le manque de trace peut nous faire supposer une autre cause de mort ou un crime qui aurait précédé la pendaison, il ne peut pas moins nous arriver que nous soyons convaincu qu'il y a eu pendaison, quand nous remarquons le sillon autour du cou et qu'en réalité il n'appartient pas à la pendaison.

Ce dernier cas peut être surtout remarqué chez les personnes adultes grasses, de même et surtout chez les enfants nés depuis peu. Le cou fait des plis plus ou moins prononcés chez les personnes grasses quand elles sont mortes ; cela est dû à la position qu'elles ont dans le lit. Après la mort, la peau du cou devient livide sur presque toute la surface, excepté sur les parties situées entre les plis, parties qui sont restées pâles à cause de la pression. A l'occasion de la vérification du décès, qui se fait quelques heures après, et quelquefois plus tard, le médecin, en examinant le cou, trouve ces plis blancs, et on les attribue souvent à la pendaison ou à la strangulation. A Paris, dit le professeur Brouardel, ces fautes sont commises de dix à douze fois par an par des médecins vérificateurs. En Roumanie, un seul cas, celui d'un enfant né depuis peu (fig. 52), a donné lieu à une de ces erreurs signalées par le professeur Brouardel. Mais nous avons eu aussi à enregistrer un cas bien plus grave, celui d'un individu pendu sur le cou duquel, à cause des plis de la peau, le médecin vérificateur ne remarqua pas de sillon.

Ces erreurs sont faciles à commettre pour les enfants nés depuis peu, plutôt que pour les adultes, car les premiers ont la peau plus fine. Le seul cas observé chez nous a été celui d'un enfant né depuis peu et très gras. On en conserve le masque au musée de l'Institut. Les sillons que l'on remarque sur le cou et que reproduit la planche 53 sont dus aux plis formés par la graisse ; or, on les avait attribués aux effets de la strangulation.

L'expert doit par conséquent avoir toujours présente à l'esprit la possibilité de faux sillons produits soit chez les enfants, soit chez les adultes, surtout lorsque la putréfaction commence, ou par les habits qui serrent trop le cou, ou, comme le dit Lesser, par la flexion exagérée de la tête vers la poitrine, flexion produite par un séjour de plusieurs jours dans le cercueil.

Les variétés de sillons chez les pendus dépendent des objets qui les ont produits. Le tableau de classement des objets qui ont servi à nos pendus nous a d'ailleurs permis de voir qu'ils sont très variés.

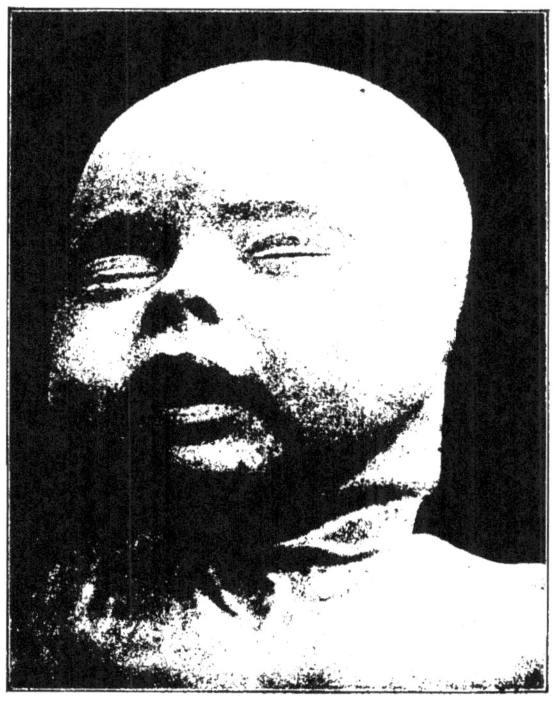

Fig. 53.

Il faut donc remarquer avec attention si les sillons sont naturels, artificiels, pathologiques ou dus à la putréfaction.

Il existe souvent un rapport direct entre la finesse du lacet et l'étroitesse du sillon. Celui-ci est d'autant plus profond que la corde a été plus mince. Par rapport à la profondeur, nous avons également la largeur du sillon, qui ne peut donner une idée de la nature et du volume du lien, comme cela arrive quand quelqu'un se pend à l'aide d'un mouchoir, d'un foulard, d'un bas, etc., objets qui donnent naissance à un sillon large et peu apparent. Outre cela, le sillon est d'autant plus prononcé que le lacet a plus de chances de serrer le cou, c'est-à-dire de pénétrer dans la peau. Nous avons eu souvent l'occasion de voir sur nos pendus des nœuds coulants qui auraient dû serrer le cou très fortement et y creuser par suite un sillon aussi profond que complet; mais comme la corde était neuve et que sa surface présentait des irrégularités, le lacet n'a pas étreint parfaitement le cou. Les gens du peuple n'ignorent pas qu'un lien se resserre d'autant plus qu'on a pris soin de l'oindre avec un corps gras, du savon par exemple, ce qui permet au nœud de glisser, d'où le dicton roumain bien connu: *Prenez votre part de corde et de savon*, dicton qui signifie en français: *Allez-vous faire pendre ailleurs*, et que les gens du peuple emploient par ironie.

Une personne ayant eu des malheurs dira encore: *Il ne me reste plus qu'à employer la corde et le savon*.

On voit donc par là que ces dictons qui frappèrent maintes fois nos oreilles d'enfant révèlent d'anciennes habitudes plus en usage autrefois qu'aujourd'hui.

Dans la riche collection de cordes de pendus que possède le musée de notre Institut, il n'y en a que deux qui aient été ointes : l'une a été frottée avec du savon et l'autre avec de la cire jaune.

Nous ne devons pas néanmoins perdre de vue que la profondeur du sillon dépend du poids du corps. Cette profondeur est d'autant plus grande ou plus faible que ce dernier atteint ou non le sol. De même, si la profondeur est plus accentuée d'un côté, elle nous indique le point où la constriction ou bien le poids du corps s'exerça davantage.

En ce qui concerne le sillon tracé sur le cou d'un pendu, nous devons remarquer ce qui suit : *sa place, sa direction, sa forme* et *sa transformation* en parchemin.

1° PLACE OCCUPÉE PAR LE SILLON. — Le professeur Tourdes, parlant de la place que le sillon occupe sur le cou, le nomme supérieur, médian ou inférieur, selon qu'il a passé par-dessus, au milieu ou sous le larynx. De toutes les données des divers auteurs, il ressort que le sillon supérieur est le plus fréquent ; les deux autres viennent par ordre décroissant.

Ce qui contribue beaucoup à cela, c'est que la peau du cou est très mobile et même lorsque le lacet est posé sur le larynx ou au-dessous, au moment où le corps tombe. ces positions se transforment pour faire place à la première.

Les expériences que nous avons faites sur nous et sur des cadavres ont pu nous convaincre de cette vérité. Si le sillon passait par-dessus le larynx au moment où l'individu était encore suspendu, on le voyait par la suite sur le larynx, quand le pendu se trouvait sur la table d'autopsie. Nous devons toujours avoir cela en vue quand nous voulons nous rendre compte de la fermeture des voies respiratoires et établir des stastistiques au sujet de la position du sillon. Il ressort de notre statistique que la place occupée par le sillon. par rapport au larynx, a été de : 98 fois par-dessus. 22 fois sur le larynx et 16 fois au-dessous de celui-ci.

2° La direction du sillon. — Quand nous avons parlé, au commencement de ce travail. de la différence de direction du sillon dans la pendaison, par rapport à celle de la strangulation (fig. 1 et 2), nous avons vu que tandis qu'il a pour le premier cas une direction oblique sur le cou, dans le second celle-ci est perpendiculaire sur l'axe du cou. Cela ne veut point dire toutefois que l'obliquité du sillon chez les pendus forme une règle. Il y a des cas multiples où sa direction dans la pendaison est transversale. Cela arrive quand la corde fait plusieurs fois le tour du cou et que le cadavre se trouve dans un état de suspension incomplète. Dans ce cas le sillon qui est sur le cou arrive presque au même niveau que le point de soutien, comme on peut le voir dans la fig. 34. Il en est de même quand l'individu se trouve pendu incomplètement et le visage vers le sol, comme c'est pour les cas représentés dans les figures 26 et 30. On peut encore voir des traces de sillon dans la figure 6, A B, traces qui nous sont restées lors des expériences sur le mécanisme de la mort en cas de suspen-

sion incomplète (le corps ayant une direction horizontale sur la
terre). La direction du sillon dépend aussi du fait suivant : si
le lacet est bien serré auparavant autour du cou ou est faible-

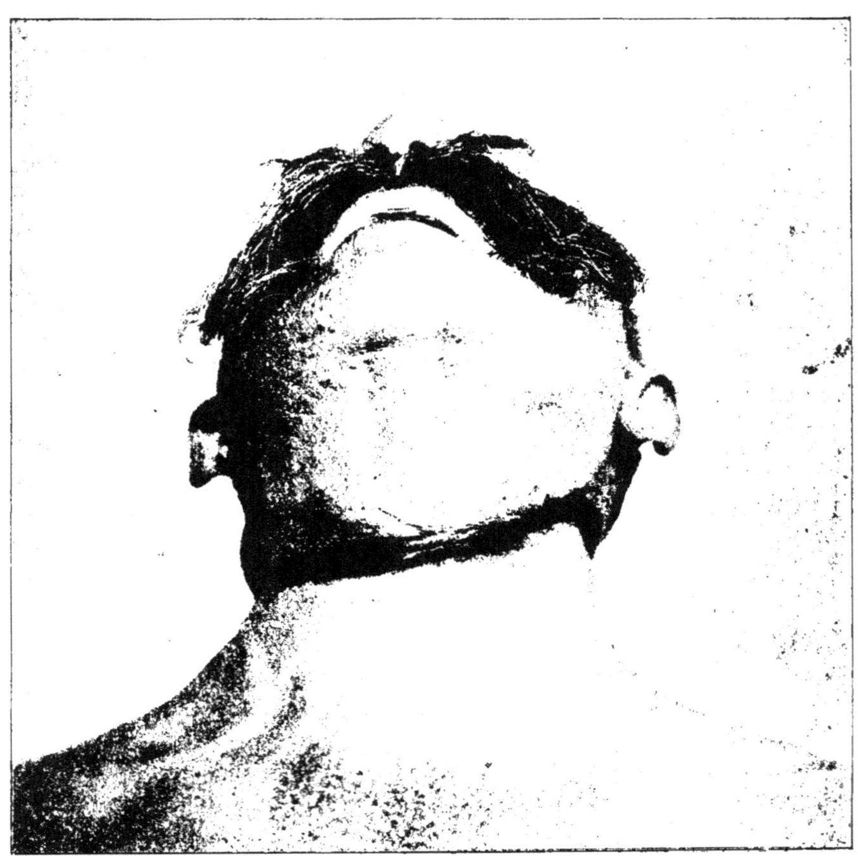

Fig. 54.

ment fait. Dans ce dernier cas, il prendra une direction plus
oblique que dans le premier. Par conséquent le sillon peut être
oblique à droite, à gauche, par devant, par derrière, selon que
le nœud sera posé en opposition avec ces parties (les figures

54, 55, 56 nous donnent une idée de la direction, de la forme
et de la profondeur du sillon.

Le sillon a parfois une direction semi-lunaire par en haut :
il n'existe que sur le côté antérieur du cou et passe seule-

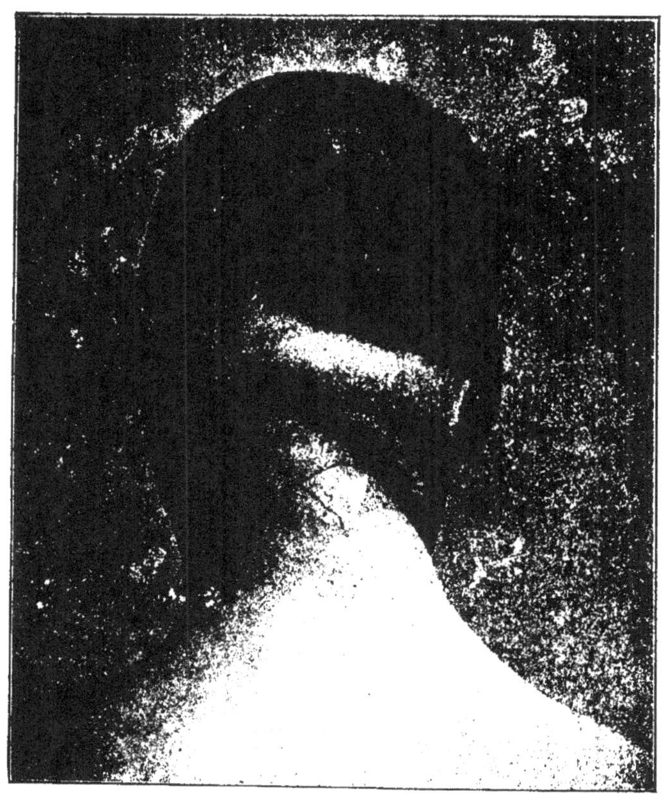

Fig. 55.

ment par derrière les oreilles, comme dans la figure 44. Nous
avons remarqué quatre fois ce genre de pendaison.

3° LA FORME DU SILLON. — Cette forme dépend aussi de la
nature du lien que l'individu a employé pour se pendre. Une

corde étroite donnera presque toujours un sillon profond, bien creusé sur les parties molles du cou et acquérant tout à fait la forme d'un sillon. Au contraire, un lien large, mou, à bords pas précisément rigides lui donnera une forme moins précise.

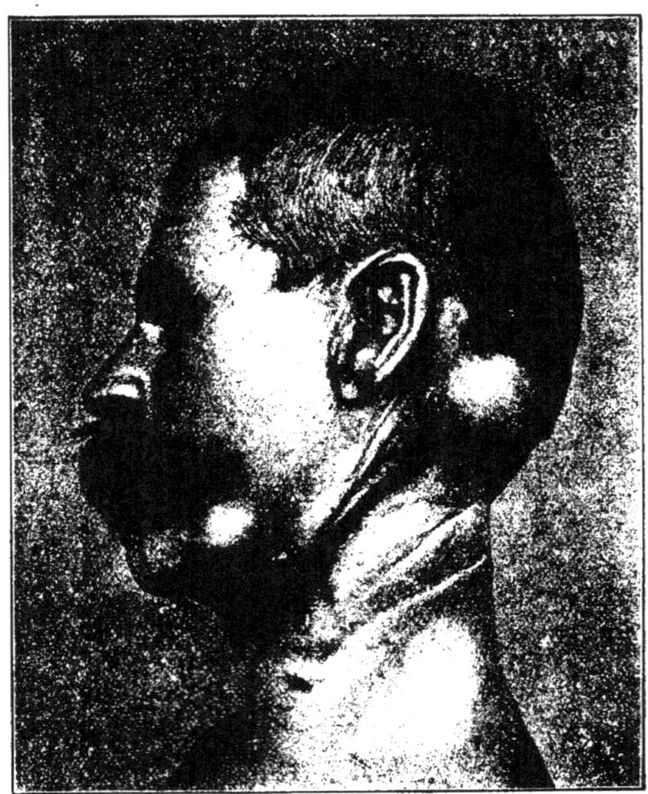

Fig. 56.

Relativement à sa forme. il peut être complet ou typique (comme disent certains) quand il fait complètement le tour du cou ; il est atypique dans le cas contraire. On remarque ce dernier beaucoup plus souvent que le premier, parce que même

ces nœuds coulants, qui devraient en général nous donner un
sillon complet, nous donnent, surtout quand la corde ne serre
pas bien le cou, un sillon incomplet, comme nous l'avons remarqué dans beaucoup de nos cas. Le sillon est parfois interrompu
dans sa continuité, précisément dans une région où la pression
a été assez grande pour que l'impression du lacet ait eu lieu. Mais
cette explication n'est plausible que dans le cas d'interposition
d'un obstacle quelconque, dans ces régions, entre le lacet et le
cou. Ainsi le professeur Tourdes a remarqué le manque presque complet de sillon à cause de la barbe qui s'était interposée
entre le lacet et le cou. Nous avons eu, à quatre reprises, l'occasion d'observer ce manque de continuité du sillon sur deux
femmes représentées dans les figures 38 et 42. Les deux mains
de la première avaient été prises sous la corde ; pour la seconde,
une seulement. Mais il ne faut pas perdre de vue dans ces deux
cas que nous devons chercher sur les mains la continuité du
sillon. Dans le troisième cas, il s'agissait d'un homme âgé de
soixante-dix ans. Sa barbe ayant été prise sous le lacet, il en
est résulté un sillon fort peu visible sur la partie antérieure du
cou mais plus visible sur les parties latérales. Dans le quatrième
enfin, nous avons constaté l'absence de sillon sur un pendu
qui avait eu soin de mettre un foulard autour du cou.
puis de le lier avec une ficelle, avant de se pendre. Est-ce que
ce cas de même que le dernier du professeur Straussmann ne
plaident pas contre ceux qui n'admettent pas la douleur durant
la pendaison ? Si ces individus out recouvert leur cou d'un
mouchoir, n'est-ce pas par crainte de la souffrance ? Le professeur Straussmann a également trouvé sur le cou d'un pendu
(un menuisier), un sillon très peu visible et qui disparut
immédiatement. Ce sillon devait son peu d'apparence à un
mouchoir en soie placé entre le cou et le lacet.

Dans la majeure partie des cas nous ne trouvons qu'un seul
sillon autour du cou ; en ce qui concerne la duplicité (fig. 54)
ou la triplicité, les cas ne sont pas très rares. Nous en avons
remarqué 17 de ce genre sur 163. Il peut y avoir parfois
plusieurs de ces sillons sur le cou; ils sont dus au même objet
dont l'individu s'est servi pour se pendre. Tel est le cas représenté dans la figure 4, où le lien avait été fait avec une corde

doublée en quatre ; dans la figure 3, le lien est plié en deux. Dans le cas où le même objet a fait deux fois le tour du cou, l'un des sillons est oblique et l'autre transversal, comme on peut le voir dans les figures 36 et 24 qui représentent le torchon avec lequel l'individu se pendit.

La présence de deux sillons sur le cou laisse souvent apercevoir entre ceux-ci des morceaux de peau qui ont échappé à la compression. Ces fragments se distinguent autant de la peau du sillon que de la couleur de celle-ci en général, par le fait qu'ils sont parsemés de nombreuses ecchymoses punctiformes qui constituent jusqu'à un certain point la présomption que la pendaison a eu lieu lorsque l'individu était en vie.

4° DU SILLON PARCHEMINÉ.—Nous avons vu souvent que, peu de temps après la pendaison, l'objet qui a servi à accomplir cet acte trace sur le cou un sillon qui revêt des caractères particuliers, selon la durée de temps pendant lequel le cadavre est resté pendu. Ce sillon est d'autant plus prononcé que cette durée a été plus longue. Nos expériences nous ont prouvé que si nous n'obtenions pas sur le cou un sillon identique comme caractères à celui des pendus, c'était bien autre chose quand le lien faisait complètement le tour du cou et que l'objet employé était une corde. Après quelques minutes de suspension, on voyait apparaître sur le cou un grand nombre de petites ecchymoses, les unes punctiformes, d'autres confluentes et qui faisaient croire à un sillon de pendaison, comme on peut le voir dans la figure 6. Souvent ces ecchymoses gardaient la forme des tresses de la corde.

Ce sillon est fort peu visible ou apparent sur les pendus, après une courte suspension (bien entendu, selon que le lien a été plus mince ou plus gros et d'après la position occupée par le cadavre). Cela est si vrai que parfois ce sillon, qui est plutôt tracé dans une région anémique, peut disparaître et l'on n'en trouve plus trace au moment de l'autopsie. C'est ce qui a poussé certains auteurs (Hoffman, Limann, Maschka) à affirmer que la mort par la pendaison peut se produire sans laisser de traces.

Au commencement, après une suspension de dix à quinze

minutes, le sillon est mou, anémique, blanchâtre, puis il se
colore en jaune et commence à durcir. Mais lorsque la peau qui
est sous le lacet est plus fortement comprimée, si la compression est d'une plus longue durée, elle acquiert dans ces régions
certains caractères qui nous permettent de la différencier du
reste de la peau du cou. Dans ce cas la peau a une consistance
plus grande ; elle est dure au palper et cornée, le couteau
l'entame difficilement. Elle revêt en un mot tous les caractères de la peau parcheminée, d'où vient l'expression de sillon
parcheminé des pendus.

La cause de cette « parchemination » qui apparaît après la
mort est due au dessèchement de la peau, provoqué par le soulèvement de l'épiderme. Une des questions les plus importantes
et qui nous intéresse le plus au point de vue médico-légal, est la
suivante : Est-ce que le sillon ne présente pas des caractères
d'après lesquels nous pourrions le distinguer, et a-t-il été fait
pendant la vie ou après la mort? Par malheur, cette question est
à peu près résolue depuis longtemps et la question n'a provoqué
qu'une réponse négative.

Les expériences d'Orfila, Casper et Vrolik, les recherches au
microscope de Neyding (1), les nôtres propres, de même que
celles de Maschka et autres, n'ont pu permettre de découvrir les
signes diagnostiques de la pendaison *ante* et *post mortem*. Un
sillon obtenu à la suite de la pendaison d'un cadavre est identique à celui qui serait fait sur un individu en vie. De même les
nombreuses expériences faites toujours dans ce sens par un
grand nombre d'auteurs (Brouardel, Hofmann, Descoust, etc.)
ainsi que par nous-même nous ont suffisamment prouvé l'exactitude de cette affirmation. Nous pouvons obtenir artificiellement sur les cadavres, à peu près sans exception, tous les
genres de sillons que l'on trouve sur les individus qui se sont
pendus. Et pourquoi n'en serait-il pas ainsi, alors que presque
tout se réduit à une compression de la peau ? L'examen microscopique, le seul qui puisse, dans de tels cas, nous fournir des
données précises, ne paraît nous avoir donné aucun résultat
satisfaisant et qui puisse affirmer l'existence de certains carac-

(1) *Viertelj. f. ger. Med.*, 1870.

tères d'après lesquels un sillon produit en temps de vie se distinguerait de celui produit après la mort. Au contraire, cet examen plaide plutôt pour l'inexistence d'un caractère quelconque. Ainsi, tandis que Neyding, qui a examiné au microscope les sillons de trente pendus, accorde une grande valeur à de petits extravasats de sang, qu'il a trouvés dans vingt-cinq de ces cas et qu'il considère comme ayant été faits pendant que l'individu était en vie, d'autres, au contraire (Bremme), qui ont fait des recherches analogues sous la direction du professeur Limann et de Skrzecka, ont remarqué que ces extravasats microscopiques ne se trouvaient pas toujours dans le sillon produit pendant la vie. Bien plus, Bremme affirme qu'ils peuvent se produire même quand le sillon a été fait après la mort. A la suite de ses expériences, le professeur Hofmann a été aussi du même avis que le Dr Bremme. Il dit : « L'existence de ces extravasats ne peut servir pour nous dire d'une manière certaine si le sillon a été produit avant ou après la mort. En effet, si on l'a remarqué sur les pendus, alors que la corde entourait le cou deux ou plusieurs fois, celle-ci laisse entre ses spirales un pli de peau qui échappe à la compression, pli qui était parsemé d'extravasats sanguins dus à la rupture des vaisseaux des capillaires ; or, on peut remarquer la même chose sur un cadavre. »

Ces extravasats constituent pour nous, jusqu'à un certain point, un indice qu'ils ont été faits pendant la vie, mais pas toujours cependant. Les résultats des statistiques et de nos propres expériences ont démontré que nous les remarquons plus souvent sur ceux dont la pendaison a eu lieu de leur vivant que sur les cadavres pendus. Lesser (1) a également remarqué ces extravasats entre les deux spirales de la corde et, de même que Coutagne, il affirme qu'ils ont une valeur diagnostique considérable.

Certains auteurs (Devergie) sont allés encore plus loin dans l'explication de ces extravasats, en leur attribuant une grande importance au cas où le bord supérieur du sillon se trouvait congestionné. Il attribue cette congestion à une congestion cérébrale, à une stase veineuse, ce qui crée, par suite, un obs-

---

(1) *Viertelj. j. ger. Med.*, 1880.

tacle dans la circulation de retour. D'après lui, cela constitue un signe que le sillon avait été produit pendant la vie. Cette congestion du bord du sillon est attribuée par le professeur Brouardel à la putréfaction. Quant à nous, comme nous l'avons dit plus haut, nous admettons l'opinion de certains auteurs qui considèrent l'existence de ces ecchymoses des bords du sillon comme un phénomène survenu pendant la vie. Si nous ne donnons pas la même explication qu'a fournie Devergie à l'égard du bord supérieur, c'est que ces ecchymoses peuvent se produire à cause des hypostases et de la même manière que se forment les ecchymoses dans diverses autres régions du corps en cas de pendaison. Si, en effet, les ecchymoses du bord supérieur du sillon peuvent se produire à la suite des hypostases, il est alors plus difficile de l'admettre pour le bord inférieur, fait qui, d'après nous, peut être considéré comme un phénomène vital. Ce que nous avons pu remarquer dans les derniers cas de pendaison de notre statistique et que nous affirmons en toute certitude, c'est que nous avons vu souvent ce sillon parcheminé sans qu'il présentât un seul bord congestionné ou parsemé d'ecchymoses identiques à celles qui se produisent sur les cadavres pendus. Bien plus, il était d'une anémie profonde, et même après avoir été disséqué avec attention, nous n'avons pas découvert au-dessous de lui la moindre trace sanguine. Il s'ensuit donc que les bords du sillon ne sont pas toujours congestionnés ou ecchymosés et, au cas où il en est ainsi, nous ne pouvons pas toujours y ajouter foi sans réserve.

Le professeur Hofmann a insisté sur la possibilité d'une confusion dans la région du cou entre les lésions d'origine vitale et les phénomènes d'hypostase, souvent observés quand le corps est resté longtemps suspendu et qui sont provoqués par une accumulation purement physique du sang qui vient de la tête au-dessus de l'étroit emplacement.

Mais il est une chose sur laquelle nous voulons attirer l'attention et considérer comme un signe plus certain de la formation du sillon pendant la vie, c'est le fait que chez 7 pendus sur 136 (alors que la putréfaction n'était pas encore commencée) nous avons trouvé tant au-dessus qu'au-dessous du bord du sillon, de même que sur la portion de peau comprise entre deux sillons une série de phlyctènes disposées en chapelet. Elles étaient placées l'une à côté de l'autre, comme des perles, et pleines d'un liquide séreux transparent de couleur citrine. La grosseur de ces phlyctènes allait de celle des grains de maïs à celle des grains de mil, et elles étaient même parfois encore plus petites.

Nous avons eu également l'occasion de voir sur une femme qui avait tenté de se pendre mais qu'on avait sauvée, le cou parsemé d'ulcérations dues à la rupture de ces phlyctènes; cette femme déclara qu'elles s'étaient produites à la suite de la pendaison.

Nous croyons que ces phlyctènes, signalées aussi par le professeur Tourdes, constituent une meilleure preuve que la pendaison a eu lieu pendant la vie que celle qui nous est fournie par la présence d'ecchymoses sur les bords.

Ecchymoses cutanées. — Ces ecchymoses, considérées autrefois comme très fréquentes par certains auteurs,le sont au contraire, aujourd'hui, comme très rares. Ainsi, le professeur Tourdes les a observées 2 fois dans 70 cas ; Maschka, 10 fois dans 153 ; Devergie, 2 fois, dans 52. Personnellement, nous avons pu les observer 4 fois sur le visage, dans 136 cas. Le visage était parsemé d'un très grand nombre d'ecchymoses punctiformes qui partaient d'une clavicule pour s'étendre jusque sur la joue, les paupières et derrière les oreilles.

Dans onze cas elles étaient répandues sur les membres supérieurs et inférieurs, partant de la base de l'abdomen pour atteindre le pénis, le scrotum et les jambes et formant ce que certains auteurs nomment le *piqueté scarlatin*.

D'après Fritz Reuter, qui a publié une statistique de 300 pendus, ces ecchymoses sous-cutanées atteignent la proportion de 20 p. 100 dans les pendaisons typiques (c'est-à-dire quand le lacet fait complètement le tour du cou), et de 30 p. 100 dans les pendaisons atypiques (c'est-à-dire quand le lacet se perd avec ses extrémités derrière les oreilles.)

Chez l'un de nos individus ces ecchymoses ont atteint sur le membre inférieur les dimensions d'une pièce de 50 centimes.

L'importance que certains auteurs donnent à ces ecchymoses comme se produisant pendant la vie n'est pas toujours réelle, puisque nous en avons fait reproduire d'identiques sur la peau de cadavres pendus.

L'EXAMEN INTERNE

Après l'examen externe, l'expert devra opérer comme s'il voulait étudier le cou au point de vue de l'anatomie topographique.

La technique ordinaire de l'autopsie doit être modifiée pour ne pas négliger des particularités anatomo-pathologiques de premier ordre.

Cet examen nous offre les signes les plus importants que nous puissions rencontrer dans la pendaison. Ces signes, qui se trouvent dans la région du cou et dont l'existence chez les suicidés a été contestée par les auteurs, sont aujourd'hui si bien constatés et leur nombre est si grand qu'il n'y a pas de doute qu'ils puissent offrir au médecin expert des données plus précises que celles fournies par l'examen externe. Les fractures de l'os hyoïde, du larynx, les ruptures des carotides, les ecchymoses sur les parties molles du cou, etc., sont autant de choses qui exigent du médecin-légiste l'examen attentif des régions profondes du cou. Cet examen doit être fait avec la plus grande attention, couche par couche, jusqu'à la colonne vertébrale, en évitant de produire des lésions par la traction inutile des organes et surtout des carotides, de l'os hyoïde, etc., et après avoir tout d'abord employé le procédé du professeur Lacassagne (fig. 57).

Ce procédé consiste à pratiquer une incision en bas, jusqu'à la fourchette du sternum et se prolongeant ensuite, ou même du commencement jusqu'au pubis, puis deux autres incisions parallèles, sous les bords inférieurs du maxillaire inférieur, et

enfin deux autres incisions parallèles, au-dessus des clavicules.
Ces incisions nous permettent la dissection des deux lambeaux
de peau, tout comme s'il s'agissait des feuilles d'un livre, puis
l'examen détaillé et couche par couche des organes du cou. Ce
n'est qu'en suivant cette méthode longue, difficile et minutieuse, que le médecin-légiste sera toujours récompensé par la
découverte des lésions décisives. La crainte de la putréfaction

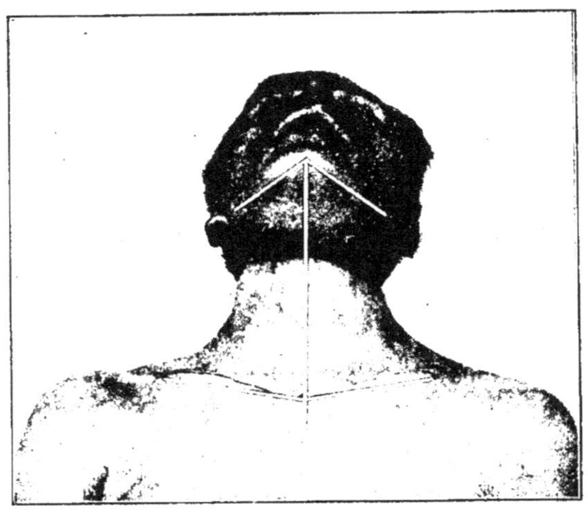

Fig. 57.

ne doit pas l'intimider et il ne faut pas la prendre comme une
contre-indication. car, même lorsqu'elle est avancée, nous
pouvons encore constater quelques-unes des lésions provenant
de la pendaison. C'est ainsi qu'à une expertise à laquelle nous
avons assisté, expertise faite par le professeur M. Minovici sur
un individu qui s'était pendu et avait été ensuite enterré. on a
constaté la présence du sillon sur le cou, ainsi que d'autres
lésions du cou, un mois après l'inhumation. De même Friedberg (1) a pu faire des constatations positives, vingt-huit
semaines après la mort.

(1) *Virchow's Archiv*, 1878.

LA LIGNE ARGENTÉE. — Si nous disséquons la peau du cou dans la région correspondant au sillon parcheminé et que nous l'examinions ensuite par transparence, nous remarquons que le fond du sillon, à cause de la compression du muscle peaucier et du tissu cellulaire sous-cutané, région qui est dépourvue de sang (exsangue) et sèche, acquiert un aspect blanchâtre argenté, d'où le qualificatif de ligne argentée.

Afin de bien observer cette ligne qui se trouve sous le sillon, il faut que la peau du cou soit très finement disséquée, en ne soulevant qu'elle seule avec le muscle peaucier. Cette ligne, qui garde la transparence d'un tissu charnu, n'a aucune valeur dans le diagnostic du sillon, en ce qui concerne sa formation pendant la vie ou après la mort, parce qu'on la remarque, comme nous avons eu l'occasion de nous en convaincre par nos expériences, tout aussi bien sur les cadavres que sur ceux qui se sont pendus. De même, avant nous, des auteurs comme Orfila, Desprès, Brouardel, Descoust et autres, ont constaté la même chose, c'est-à-dire que le sillon présente les mêmes caractères sur tous les cadavres pendus et ces caractères se produisaient quatre ou cinq heures après. On peut juger par là du rôle fort peu important que cette ligne argentée joue dans la pendaison.

LES ECCHYMOSES PROFONDES. — Elles sont si fréquentes que nous pourrions dire qu'il nous est très rarement arrivé qu'une autopsie bien faite ne nous ne les ait pas fait découvrir. Leur siège varie souvent, selon les régions où s'est dressé un obstacle quelconque. Commençant à la langue, presque au-dessus des clavicules et plus bas quelquefois, on a pu les observer (mais parfois non). C'est sur la gaine vasculaire des carotides et des jugulaires, qui correspond avec les grandes cornes de l'os hyoïde, que nous les avons le plus souvent trouvées. Comme nous avons eu l'occasion de nous en convaincre par les expériences faites sur nous-même, l'os hyoïde appuie sur elles pendant sa suspension. On ne les remarque pas moins sur la langue (quatre fois dans nos cas), et surtout vers sa base dans les gaines des muscles ainsi que sur la peau. D'après Fritz Reuter, les hémorragies dans la musculature sont rares. Elles sont rares, dans la proportion de 2 p. 100, dans les pendaisons typiques (quand le sillon fait complètement le tour du cou) et de 12 p. 100 dans celles dites atypiques. Ces chiffres sont la résultante d'une statistique de trois cents suicidés par pendaison. Leur grandeur va de celle d'un grain de mil, lentille ou maïs à celle d'une pièce d'un franc ou même plus. En cas de fracture de l'os hyoïde ou du larynx, ces extravasats s'infiltrent dans les tissus voisins, constituant de la sorte la preuve qu'ils se sont formés pendant la vie.

Nous pouvons de même trouver ces petites ecchymoses sur le larynx et répandues aussi bien sur la partie externe, sous les muscles, que sur la partie interne (remarqué deux fois dans nos cas), de même que sur l'épiglotte (trois fois) et le pharynx.

Il est un fait sur lequel insiste beaucoup le professeur Brouardel, c'est la présence d'une « ecchymose rétro-pharyngienne » qu'il a toujours rencontrée dans ses autopsies. MM. Vibert et Descoust ont fait la même observation. Le professeur Maschka, cité par Coutagne, a également noté des hémorragies dans le tissu cellulaire rétro-pharyngien. Cette ecchymose se produit derrière le pharynx, devant la colonne vertébrale. Elle est due à la pression violente que le larynx exerce contre la paroi pharyngienne, de même qu'aux contusions provoquées par les mouvements convulsifs qui accompagnent la mort par pendaison. La grandeur, la largeur et la grosseur de cette ecchymose, dit le professeur Brouardel, sont très variées. Réduite qu'elle est à la grandeur d'une pièce de 5 francs, elle peut s'étendre de la base du crâne au médiastin. En ce qui nous concerne, cette ecchymose, que nous avons recherchée cette année avec soin sur une série de vingt pendus, ne s'est révélée à nous que cinq fois. Quant à ses dimensions, elles n'ont pas dépassé celles d'une pièce de 50 centimes, — quoique très rarement. Comme petitesse, elle n'a pas dépassé la grandeur d'une lentille ; elle était même parfois plus petite. Il est incontestable que la formation de cette ecchymose dépend aussi du genre de pendaison qui était ou non complète. En effet, comme l'affirme le professeur Brouardel, cette ecchymose ne se produit pas sur les cadavres, chose que nous avons tentée nous aussi, mais sa rareté dans le résultat de nos recherches ne nous permet pas de lui donner la même importance que lui attribue M. le professeur Brouardel; d'autant plus. et nous affirmons la chose en toute sûreté. que nous avons constaté son absence dans plusieurs cas.

Après avoir examiné le fond du cou chez ceux qui s'étaient pendus et ont été sauvés, nous n'avons pu remarquer l'apparition de cette ecchymose ni après un jour. ni après deux. Nous avons trouvé plusieurs fois des ecchymoses de la grandeur de 4 à 5 centimètres au bas de la compression du larynx. sur la paroi postérieure de l'œsophage. à droite de la cinquième vertèbre cervicale.

Nous avons trouvé souvent des extravasats dans les ganglions lymphatiques de la région du cou et deux fois également dans le corps thyroïde.

Coutagne a vu une fois des ecchymoses au milieu du plancher buccal et deux fois dans la capsule de la glande sous-maxillaire.

De même, dans la gaine interstitielle des muscles de la nuque, Coutagne a remarqué quatre fois des hémorragies (sur dix cas). Pour un de ces cas. il a trouvé dans le long muscle dorsal une hémorragie de 7 centimètres

LÉSIONS MUSCULAIRES. — Parmi ces lésions on peut citer les ruptures partielles des muscles du cou. La fréquence et l'intensité de ces ruptures dépendent toujours du mode de pendaison. Elles sont d'autant plus nombreuses et plus prononcées que le corps est tombé dans le vide d'une plus grande hauteur, comme cela arrive pour les condamnés à la pendaison et même pour les suicides quand le corps est très lourd. Ces lésions sont signalées par la plupart des auteurs et, parmi eux, certains admettent même la rupture complète des muscles. En ce qui a trait à nos recherches, ces ruptures complètes n'ont pas été du tout observées : quant aux partielles. fort rarement. Parfois. quand la suspension est complète et que l'objet qui a servi pour la pendaison est très mince, le sillon est assez profond pour qu'il n'y ait pas lieu de nous étonner si nous trouvons, surtout quand la suspension a duré assez longtemps, des portions de fibres des muscles. en particulier du sterno-cléido-mastoïdien, fibres brisées à droite du sillon ; mais nous ne trouvons aucun extravasat sanguin à la place de la rupture. La pression exercée sur ce muscle, à cause du grand poids du corps, et dans un espace de temps assez long, peut nous expliquer la production de ces lésions, quelquefois même *post mortem*. Coutagne a remarqué une fois la rupture du muscle sterno-cleïdo-mastoïdien, et Lesser, onze fois dans cinquante cas. Le sterno-cléido mastoïdien est le muscle qui se déchire de prédilection avant les autres. Ces ruptures ont été produites expérimentalement par nous et d'autres auteurs, par exemple Houmeder. Le professeur Lesser, de Breslau, a étudié et représenté dans une planche les altérations histologiques consistant dans la désorganisation de la substance contractile, qui est transformée en une masse brillante, amyloïde, caractéristique de la dégénérescence cireuse. Il est une chose que nous devons observer avec la plus grande attention dans l'examen des organes du cou, c'est de faire leur dissection avec les soins les plus minutieux, parce que ces ruptures peuvent être assez souvent faites d'une manière artificielle pendant l'autopsie. Certains auteurs ont également signalé les ruptures des muscles digastriques, de la nuque et des sous et sus-hyoïdiens. Nous avons pu obtenir les ruptures des muscles du cou par les expériences faites sur des cadavres qu'on a laissés tomber dans le vide, comme dans les pendaisons judiciaires.

LES FRACTURES DE L'OS HYOÏDE. — En ce qui concerne les fractures de l'os hyoïde, elles sont assez fréquentes par rapport aux autres lésions que l'on peut trouver chez les pendus. Nous conservons dans le musée de l'Institut une collection, formée en cette seule année, de fractures des grandes cornes de cet os. Sur un total de cent trente-six pendus, nous avons trouvé douze fois des fractures de la corne de droite et onze fois de celle de gauche, puis quatre fois des deux cornes à la fois. Outre cela, nous avons souvent remarqué une mobilité anormale des articulations des grandes cordes par rapport au corps de l'os. Le professeur Lacassagne n'a constaté le fait que deux fois sur vingt-trois pendus ; le professeur Tourdes, trois fois ; et le professeur Hofman n'a également relevé que deux cas de fractures. Nous

ne savons à quoi attribuer ce manque de proportion entre les
remarques faites par les auteurs plus haut cités et nous-même.

D'après Fritz Reuter (*loc. cit.*, p. 28), les lésions du sque-
lette laryngien et de l'os hyoïde, sous forme de fractures, sont
fréquentes. Dans une statistique de trois cents cas de suicides
par pendaison il a pu remarquer 60 p. 100 de ces fractures dans
les pendaisons typiques et 30 p. 100 dans celles dites atypiques. Houmeder, qui a cherché à expliquer la rupture de cet os,
l'attribue non pas à l'action directe de la corde mais à celle de
la traction. Cet auteur a réussi à produire ces fractures sur les
cadavres en faisant passer le lien par l'espace hyo-thyroïdien et
sans atteinte de l'os hyoïde. La fracture des cornes de l'hyoïde
est en rapport avec le genre du lien et l'anse de celui-ci, de
même qu'avec l'âge de l'individu (son ossification a lieu à quarante ans chez l'homme et à cinquante chez la femme). Le professeur Lacassagne a attiré l'attention sur la rupture de l'apophyse styloïde, fait que nous admettons forcément, mais que
nous n'avons pas encore pu observer. D'après nous, ces fractures peuvent souvent avoir lieu, même quand le cadavre est
descendu. Dans ce cas, le manque des extravasats de sang, manque que nous avons remarqué à droite des foyers de fracture,
nous explique leur origine *post mortem*.

LA FRACTURE DU LARYNX. — D'après nous, les fractures du
larynx se font remarquer à peu près dans les mêmes proportions que celles de l'os hyoïde. En ce qui concerne la fracture
du larynx, nous devons préciser tout d'abord de quelle fracture il est question. En effet, un grand nombre d'auteurs, parlant des fractures du larynx, entendent par là celles des
grandes cornes du cartilage thyroïde, en même temps que
celles du reste du larynx, si elles existent ; d'autres, au contraire, les considèrent séparément.

Pour éviter cette confusion, nous déclarerons dès maintenant
que nous n'avons jamais eu à enregistrer pour nos pendus des
fractures du larynx seul, tandis que celles des cornes, c'est-à-
dire des apophyses supérieures et postérieures du cartilage thyroïde, ont été nombreuses. Ainsi, pour cent trente-six pendus
nous avons constaté des ruptures de ces cornes, quatre fois à

droite et six fois à gauche, puis trois fois celles des deux cornes à la fois. En ce qui concerne les données statistiques des autres auteurs, elles ont fourni les résultats suivants : Tourdes, trois fois dans soixante-dix cas ; Rœmer, une fois dans cent-un ; au contraire, Lesser les a remarquées vingt-trois fois dans cinquante; Coutagne les a observées huit fois dans quarante et le professeur Hofmann n'a jamais constaté un seul cas. Le professeur Brouardel dit que : « l'on trouve souvent des fractures des apophyses du cartilage thyroïde. En tout cas, ici, de même que dans les fractures de l'hyoïde, la largeur du lien, sa position sur le cou et surtout le poids du corps dans les pendaisons complètes jouent un très grand rôle ; à cela, il faut, à juste titre, ajouter celui de l'âge de l'individu. La fracture de l'hyoïde aussi bien que celle du larynx, avec les extravasats sanguins dans les foyers de fracture, constituent une bonne preuve qui nous autorise à conclure que la pendaison a eu lieu pendant la vie ». Il faut cependant faire attention, car souvent les cornes du thyroïde se brisent vers leurs extrémités, là où nous avons une région peu vascularisée et où l'extravasat de sang ne peut avoir lieu ; on peut alors confondre, à première vue, les fragments de la fracture avec les nœuds cartilagineux que l'on trouve à l'état normal dans la grosseur du ligament thyro-hyoïdien. Le professeur Hofmann et Lesser ont constaté des crevasses longitudinales de l'une des plaques du cartilage et des fractures antérieures du cartilage cricoïde, fractures qui sont rares dans la pendaison et fréquentes dans la strangulation.

Le professeur Brouardel cite un cas qui lui a été communiqué par MM. Rendu et Homolle. Il s'agit d'un homme qui s'était pendu à l'aide d'un cordon de rideau et qui, après s'être lancé, est tombé à terre. Rappelé à la vie, il est resté atteint d'une hémiplégie et il est mort six jours après. On constata sur cet homme une luxation du larynx auquel il fut impossible de faire reprendre la position normale (V. p. précédente, statistique de Fritz Reuter concernant les fractures du larynx).

LES LÉSIONS DE LA COLONNE VERTÉBRALE. — Ces lésions, que l'on signalait beaucoup autrefois, sont aujourd'hui bien moins citées. S'il est naturel qu'elles existent dans les pendai-

sons judiciaires, elles sont fort rares dans les suicides. Coutagne,
de Lyon, dit : « En ce qui concerne les lésions de la colonne
vertébrale (fractures et luxations), elles n'ont jamais été
observées avec une authenticité suffisante, dans les circonstances normales de la pendaison, comme un accident ou un
suicide. » Elles ont été plutôt signalées par les auteurs anciens.
Ainsi Ambroise Paré, Fidelis, Louis, J.-L. Petit admettaient
la luxation de la deuxième vertèbre cervicale, tandis que Val-
salva et Morgagni la niaient.

Dans les pendaisons judiciaires, les tissus, tels que muscles et
ligaments, qui sont à proximité de l'articulation atloïdo-axoï-
dienne sont plus ou moins contusionnés. La tête d'un supplicié,
à cause même du relâchement et de la mobilité, peut être
facilement tournée dans tous les sens, chose que nous avons
nous aussi constatée sur les cadavres pendus, après les avoir
laissés tomber d'une hauteur de 3 à 4 mètres. Par les expériences que nous avons faites sur des cadavres, alors qu'ils appartenaient à des hommes assez jeunes, nous avons pu obtenir
une plus grande mobilité des articulations intervertébrales ; sur
ceux d'hommes âgés de cinquante à soixante ans, nous avons
constaté des crevasses des corps des vertèbres. Nous avons
également démontré que nous pouvons involontairement provoquer ces crevasses pendant que nous coupons le crâne avec
la scie en appuyant trop fort sur la tête penchée, surtout quand
le bois qui se trouve sous les épaules du cadavre est trop élevé.
Comme nous l'avons déjà dit, nous avons par trois fois observé
cela et on peut en faire l'expérience sur n'importe quel cadavre. Le professeur Brouardel n'a vu qu'une seule fois la fracture
de la cinquième vertèbre cervicale, sur une femme âgée d'environ soixante-huit ans. Le professeur Hoffmann, de même que
la majorité des auteurs modernes, n'a observé aucun cas et
surtout chez les sucidés. Ansiaux de Lütichs(1) a observé un
cas de rupture du ligament intervertébral chez un pendu (suicide). Les variations d'intensité des lésions du cou sont, à n'en
pas douter, en rapport avec la différence des procédés de pendaison en usage, procédés qui varient selon le pays et encore

(1) Ansiaux, Schmidt, 5. *Jahrb.*, 1843, vol. XL, p. 370.

varient-ils dans le même pays d'après la technique adoptée
par tel ou tel bourreau, qui souvent est improvisé. Ainsi le
Dr Kinkead, médecin de la prison de Galway, cite dix cas
d'exécution judiciaire qui ont eu lieu de 1880 à 1885 et, dans
cet espace de temps, il a constaté parfois que la mort a eu lieu
par strangulation lente ; sept fois il a remarqué des fractures
avec éloignement considérable des vertèbres cervicales ; dans le
neuvième cas, la tête ne se rattachait plus au corps que par la
peau intacte du cou, quelques bandes musculaires et les vaisseaux de la partie droite ; enfin, dans le dixième cas, ce fut une
véritable décapitation, tous les tissus étant divisés, à part 4 ou
5 centimètres de peau ! La hauteur d'où on laissait tomber les
corps variait de 2 m. 40 à 4 m. 25. Quelle sorte de pendaison
était-ce donc ? Elle devait être américaine !

Les lésions des artères carotides. — Parmi les diverses
lésions plus haut citées et qui se trouvent dans les parties molles
du cou, il y aussi celles des carotides, à savoir : les ecchymoses
des gaines vasculaires et les ruptures des tuniques. En 1828,
Amussat (1) annonce à l'Académie de médecine de Paris qu'il a
constaté sur un pendu la rupture de la tunique interne de la
carotide primitive. Devergie, qui ensuite l'a aussi constatée deux
fois, la considère comme un signe de vie chez l'individu au
moment de la pendaison. A la suite des vives critiques d'Orfila
et de Malle, qui cherchèrent à faire disparaître la fausse opinion qui s'était accréditée, et après des expériences sur des
cadavres, la découverte d'Amussat fut oubliée, surtout en
France.

Mais la question fut reprise en Allemagne et aussitôt parurent
plusieurs travaux dus à G. Simon et Friedberg (2), travaux où
ils s'appropriaient l'idée d'Amussat. Mildner (3) et Lesser ont
remarqué de multiples crevasses au point de bifurcation des
carotides. Les plus profondes divergences règnent aujourd'hui
à l'égard de leur fréquence (rupture des tuniques). Si nous

<hr>

(1) Amussat : Le journal *La Clinique*.
(2) Simon et Friedberg : *Virchow's Archiv*, 1857, 1868.
(3) Mildner : *Prager Viertelj. f. d. pr. Heilkunde*, 1850.

tenions compte des résultats des statistiques par rapport au
grand nombre de cas de pendus, nous trouverions alors plutôt
des auteurs qui leur attribuent une moindre importance que
ceux qui ont signalé leur fréquence. Ainsi les résultats obtenus
par les professeurs Brouardel, Lacassagne, Devergie, Tardieu, etc., plaident pour la rareté de ces lésions.

Le professeur Lacassagne les a observées 4 fois sur 23 individus : Coutagne, 5 fois sur 10 ; le professeur Brouardel,
pour un quart des cas ; Peham, de Vienne (1), 15 fois sur
185 pendus, ce qui revient à 8 p. 100; Simon (2), 2 fois
pour 6 pendus. Le Dr Pellereau ne les a jamais vues sur les
individus de sa statistique, pas même dans six cas d'exécution
judiciaire. Voici maintenant les résultats de nos propres observations : deux fois rupture de la carotide droite ; huit fois, celle
de gauche et quatre fois celle des deux à la fois.

Presque tous les auteurs admettent aujourd'hui que le siège
de ces lésions se trouve au-dessous de la bifurcation (Coutagne
les a vues à 6 centimètres au-dessous de la bifurcation de la
carotide primitive) et qu'elles sont dues à la compression et à
la traction par en haut. Quant aux ecchymoses des gaines,
d'après nous, elles sont fréquentes. En ce qui concerne les
ruptures des tuniques, on remarque plus souvent celle de l'ad-
ventice, qui occupe une position transversale, l'intéressant en
partie ou sur toute la périphérie de la paroi. Quelquefois cette
rupture, ou pour mieux dire cette crevasse, est très fine et il
faut la rechercher avec précaution. Si nous observons la surface des carotides, au-dessous de la bifurcation, nous voyons
souvent que leurs fibres transversales sont très visibles et
forment un relief qui, en cet endroit de la surface interne des
carotides, lui donne un aspect qui tient de celui de la trachée
(comme si elle était formée d'anneaux) et contraste avec le reste
de la tunique qui est net. C'est ce qui a poussé certains auteurs
à considérer cet aspect comme des ruptures ou érosions dues à
la compression de la corde. Mais nous avons aussi remarqué
cela sur les cadavres non pendus et même sur les pendus, alors

____

(1) Péham : *Vierteljahrsschrift f. gerichtl. Medicin*, t. VIII, p. 176-192.

(2) Simon : Ruptures des carotides internes chez les pendus (*Virchow's Arch.* XI).

que le lacet était beaucoup plus haut ou plus bas que la bifurcation des carotides ou bien que l'endroit où les fibres transversales étaient visibles.

Dans les cas où ces ruptures existent et surtout celles de la
tunique moyenne, les bords de ces brisures sont alors infiltrés
de sang, ce qui constitue cette fois la preuve qu'elles ont eu
lieu pendant la vie. Ces ruptures peuvent néanmoins se produire
aussi après la mort. Dans ce cas, le sang ayant l'occasion de
s'infiltrer dans les bords des brisures, il peut constituer une
cause d'erreur. On a cru que ces brisures seraient en relation
avec l'âge de l'individu et que, par suite, les vieillards seraient
ceux qui donneraient le plus fort contingent à cause du durcis-
sement de leurs artères (artério-sclérose). Mais le fait ne s'est
pas vérifié et les preuves attestent même le contraire. Ainsi le
professeur Brouardel a vu chez un garçon de dix-huit ans les
ruptures des deux carotides, tandis qu'il ne les a pas du tout
observées chez un vieillard, même âgé de quatre-vingt-quatre
ans. Quant à nous, nous n'avons pas remarqué la rupture des
carotides chez un pendu âgé de cent ans, mais nous l'avons
remarquée, chez un pendu, à droite d'une plaque d'athérome.

A notre avis, ces ruptures des carotides sont beaucoup plus
rares que ne l'indiquent certains auteurs. D'après Fritz Reuter,
pour sa statistique, le résultat est qu'elles sont de 5 p. 100 dans
les pendaisons typiques et de 4 p. 100 dans les atypiques. Dans
la statistique de Peham, la rupture se signale par la proportion
de 8 p. 100.

Nous avons eu souvent l'occasion de voir de profonds sillons
creusés dans les parties molles du cou, dus à des cordes minces
et, malgré notre attention à disséquer les parties du cou, nous
n'avons pu constater aucune rupture des muscles. Nous avons
eu également des cas où l'os hyoïde ne s'est pas brisé, alors que
des liens larges y étaient appliqués et que la suspension du
corps avait été complète (dans le cas de nos expériences où la
pression a été de 70 kilog.) (fig. 5). Mais, est-il possible de
croire que les carotides dont l'élasticité est connue cèdent aussi
vite devant le tissu musculaire et osseux? Sans plus nous
étonner de cette chose, les données des auteurs nous ont suffisamment convaincu de la rareté de ces ruptures qui n'ont été

signalées pour la première fois qu'en 1828 (Amussat). Nous devons toutefois relater que pendant que nous faisions nos études, nous avons vu souvent des médecins qui, voulant examiner ces ruptures, saisissaient et tiraient de la main gauche l'extrémité inférieure des carotides, près de la clavicule, et tenant le couteau de la main droite, ils les disséquaient. Ce procédé est très souvent employé par ceux qui, pour le moment, ne voient pas jusqu'à quel point sont fausses les statistiques qui en résultent. Mais ne peut-on pas obtenir ces crevasses des carotides par ce procédé de traction ? Nous croyons que oui, parce que nous les avons obtenues. On sait aujourd'hui que l'examen de ces lésions se fait en introduisant avec précaution une sonde cannelée et en l'ouvrant sur place avec de petits ciseaux, sans toutefois exercer une traction quelconque. Le procédé qui consiste à tirer l'artère de la main gauche, puis à la couper avec des ciseaux est encore défectueux, car si émoussée que soit la pointe des ciseaux, ce procédé peut entraîner la rupture de la tunique interne, surtout du côté droit de la bifurcation. Outre la rupture des carotides, le professeur Lesser a encore vu celle de l'artère du maxillaire inférieur chez un pendu dont le lien était placé très haut.

LE CERVEAU. — La plupart des auteurs, lorsqu'ils parlent de l'état du cerveau, parlent immédiatement de sa congestion, ce qui signifierait plutôt que cette congestion, d'après certains auteurs, serait très fréquente chez les pendus. Il est très rare que l'on puisse voir une véritable hypérémie des substances cérébrales : mais le fait que l'on observe assez souvent une vascularisation parfois un peu plus grande des méninges minces l'a fait prendre par certains auteurs pour une congestion du cerveau. Quelques auteurs (Pellereau) auraient vu la substance cérébrale grise et presque noire et les ventricules contenant du sang liquide plus ou moins abondant. Nous n'avons jamais vu cela.

Dans nos cas, cette hypérémie, caractérisée par un réseau ténu des capillaires des méninges minces, a été observée vingt-trois fois ; elle était parfois accompagnée d'un œdème cérébral. Nous avons encore observé des extravasats de sang dans les espaces

arachnoïdiens dont la grandeur allait de celle d'un grain de
lentille à celle d'une pièce de 50 centimes ; ils étaient même
quelquefois plus grands. Ces extravasats étaient irrégulière-
ment répandus sur toute la convexité de la cervelle ; ce qui a
été aussi remarqué par Devergie, Woodford, Maschka et autres.
Nous les avons observés quatorze fois dans nos cas. Il ne faut
cependant pas confondre ces ecchymoses avec les imbibitions
dues à la substance colorante du sang dans les méninges à la
suite de la putréfaction, surtout quand les vaisseaux sont turgescents. Cela ne s'est point passé dans nos cas parce que les
autopsies ont été faites très rapidement après la mort et, par
suite, avant que la putréfaction ne se fût déclarée (dans 2 cas
seulement sur 136, la putréfaction était avancée).

Ces imbibitions acquièrent parfois une forme qui peut facilement se confondre avec celle des ecchymoses, surtout qu'elles
s'enlèvent très difficilement par le lavage. En tout cas, si nous
tenons compte de ce que ces individus, quelques moments avant
de se pendre, doivent avoir accompli un acte quelconque, qui a
pu exiger la réflexion ou une tension des facultés intellectuelles,
nous ne pouvons pas admettre que leur cervelle n'est pas un peu
plus congestionnée qu'à l'état normal. En effet, une anémie
cérébrale ne pourrait les déterminer à accomplir de tels actes.
La peur, l'émotion ou le courage, sensations que ces individus
éprouvent avant de se pendre, proviennent plutôt, croyons-
nous, d'une congestion que d'une anémie cérébrale. Nous avons
dit quelquefois que cette congestion n'est pas des plus fréquentes ;
c'est souvent une question d'appréciation qui varie selon les
auteurs. Dans nos 136 cas, nous avons remarqué cette congestion 33 fois.

Les expériences faites sur des animaux par M. Ignatowsky (1),
relativement à l'état de congestion du cerveau, sont très intéressantes.

Cet expérimentateur a remarqué chez les chiens qu'il avait
pendus, après avoir fait tout d'abord la trépanation, une hypérémie veineuse intense des méninges minces ainsi que la proé-

(1) IGNATOWSKY : Seine Behauptungen über die Veraenderungen des Hirndrucks bei
Erhaengung werden neuerdings von Haberda und Reiner (a. a. O.) bestritten.
Vierteljahrsschr., 3. Folge. Bd VI.

minence externe de la cervelle par l'orifice de la trépanation. Quand le cœur avait cessé de battre, le cerveau reprenait son volume habituel et l'hypérémie veineuse disparaissait peu à peu. Le professeur Brouardel (*loc. cit.*, p. 39) considère cette congestion du cerveau plutôt comme un effet de la putréfaction. Il faut croire qu'il a raison, comme il l'avoue d'ailleurs lui-même : « Quand nous avons eu l'occasion de faire dans ce but, à la morgue, l'autopsie d'un pendu, le cadavre de celui-ci était vieux et avait été trouvé dans une forêt. La putréfaction en était trop avancée pour que je pusse faire une constatation intéressante. »

On peut remarquer quelquefois des lésions du bulbe, lésions produites par le choc violent qui provient de la chute du corps. A cause du déplacement de la vertèbre atlas, le bulbe peut être parfois écrasé, disent certains auteurs (Pellereau), et si considérablement que la substance médullaire est réduite à l'état de bouillie et que le microscope ne nous montre que des restes des tubes nerveux et des globules rouges en grande quantité.

Puisque nous parlons de la tête, il convient de signaler la présence parfois de grandes ecchymoses sous la peau de la tête (sous l'aponévrose épicrânienne , ecchymoses qui atteignent quelquefois les dimensions d'une pièce de 2 francs et même de 5 francs (comme nous l'avons constaté dans un seul cas, à droite du bregma). Elles ont été encore remarquées vers la région occipito-pariétale. Lors d'une expertise faite à Ploeshti, où nous avons accompagné M. le professeur M. Minovici, nous avons remarqué sur un pendu trois ecchymoses qui étaient plus grandes que des pièces de 2 francs, et à l'occasion d'une de nos dernières autopsies, deux ecchymoses de la grandeur d'une pièce de 50 centimes, dans la région pariétale gauche. Le professeur Hofmann cite aussi l'existence de ces ecchymoses sous-épicrâniennes, qu'il a trouvées sur deux enfants, l'un de treize ans et l'autre de six, tous les deux pendus par leur père. Ces ecchymoses, qui atteignaient la grandeur d'une pièce de 50 centimes, avaient leur siège vers la région occipitale.

Nous avons eu, nous aussi, l'occasion de les enregistrer dans quelques-uns de nos cas. Nous ne parlons plus de ces nombreuses et petites ecchymoses punctiformes, parfois plus grandes, que l'on trouve souvent chez les pendus, sur le côté interne de la peau de la tête, vers la région fronto-pariétale. Nous les avons enregistrées 21 fois pour 136 cas. Mais il ne faut pas perdre de vue qu'au moment où nous défaisons la peau de la tête, les petits vaisseaux qui s'y trouvent venant à se briser, le sang s'infiltre aussitôt dans le tissu cellulaire qui est étendu et fait que ces infiltrations ont la grandeur et l'aspect de ces ecchymoses punctiformes.

Toutes ces ecchymoses sont presque toujours dues à l'asphyxie, mais elles peuvent souvent donner naissance à des soupçons, comme celles qui furent remarquées lors d'une expertise faite à Ploeshti par le professeur M. Minovici. On prétendait en effet que l'individu avait été battu avant d'être pendu. Par conséquent, dans de tels cas, il faut que nous soyons très attentifs, pour ne pas donner une fausse interprétation à la présence de ces ecchymoses, en les attribuant à une asphyxie, alors qu'elles sont le résultat de violences, et *vice versa*. La coïncidence de ces ecchymoses avec d'autres violences exercées sur le corps plaidera certainement plutôt en faveur d'un crime que d'un suicide. On peut aussi relever la présence de ces ecchymoses sur le dure-mère. Le professeur Hofmann les y a vues deux fois. Certains auteurs ont signalé des extravasats sanguins dans les membranes de l'œil (Maschka, A. Masson), de même que la luxation du cristallin (Ezra Dybr (1). L'examen ophtalmoscopique de l'intérieur de l'œil par le Dr Pellereau, après la mort, ne nous a rien révélé qui pût être d'une utilité quelconque au médecin-légiste.

L'ÉTAT DES POUMONS. — En ce qui concerne l'état des poumons chez les pendus, nous n'avons pu relever jusqu'à ce jour aucune lésion constante. Les lésions varient beaucoup d'un individu a l'autre, sans que nous puissions toutefois nous expliquer la chose. Le fait que les poumons emplissent ou non les cavités pleurales n'a, d'après nous, de l'importance que s'ils étaient ou non en inspiration ou expiration au moment où

(1) Ezra Dybr. *Monathl. f. Augenheilkunde.* 1867.

l'individu s'est pendu. Chez deux de nos individus les deux poumons étaient réduits à environ la moitié de leur volume, laissant les cavités pleurales vides en grande partie, sans que la putréfaction en fût avancée, phénomène que nous n'avons pu nous expliquer qu'en l'attribuant à une expiration. Mais nous ne pouvons retirer de ce fait aucun avantage. Les cas observés par nous à cet égard ont été si variés que nous nous abstenons d'en donner une statistique. En ce qui concerne les ecchymoses sous-pleurales, elles ont été souvent signalées ; quant à leur siège, il a été trouvé vers les lobes inférieurs et sur les surfaces interlobaires. Nous les avons trouvées 45 fois dans 136 cas. Certaines atteignaient la grandeur d'une lentille.

Elles étaient cependant bien moins nombreuses que celles que l'on rencontre dans les autres cas d'asphyxie. Dès 1874, M. Tenneson, dans la séance du 9 mars, a attiré l'attention de la Société de médecine légale sur l'importance des ecchymoses sous-pleurales, à la suite de quoi la Société nomma une commission spéciale pour étudier auparavant la question et faire un rapport.

De même, le Dr Legroux, chargé en 1878 par la Société de médecine légale de dresser un rapport sur les ecchymoses sous-pleurales, et le professeur Laborde, chef du laboratoire de physiologie de la Faculté, sont arrivés, à la suite d'expériences sur les animaux, à donner à ces ecchymoses leur véritable signification. On peut établir, dit le Dr Legroux, que « les ecchymoses sous-pleurales sont l'indice d'une mort rapide surprenant l'organisme dans un état de santé normale ou en apparence normale ».

Ce qui est à remarquer, d'après ces deux auteurs, c'est que ces ecchymoses sous-pleurales peuvent disparaitre quand l'autopsie est faite rapidement après la mort, à savoir : quand on coupe les grands vaisseaux pulmonaires, quand on ouvre le cœur ou qu'on insuffle les poumons.

La congestion pulmonaire signalée par plusieurs auteurs comme un signe constant (Tardieu, Taylor, Tourdes) est loin d'être exacte. Si en effet elle existe, nous l'avons souvent trouvée vers les lobes inférieurs où, à cause des attitudes verticales

des cadavres, nous n'avons pas eu le courage de la prendre
pour une véritable congestion. Néanmoins, des auteurs comme
Tourdes la considèrent comme une conséquence de la pendaison. Nous ne nions pas cependant l'existence de la congestion,
d'autant plus que quand nous avons parlé du mécanisme de la
mort, nous avons démontré qu'il y a des cas de pendaison
incomplète où l'individu met assez longtemps à mourir et où,
dans ce cas, la congestion peut prendre naissance. Afin d'expliquer cette hypérémie du poumon, Donders admet que la dysp-
née et les mouvements inspiratoires énergiques du thorax
entraineraient la congestion.

Tandis qu'Hofmann n'accepte pas la théorie de Donders (il
dit que d'après ses observations cette théorie ne concorde pas
avec celles qu'il a vues dans ses autopsies), le professeur Soro-
kin l'accepte en entier, comme on peut le voir par une note
ajoutée à la traduction en russe du manuel d'Hofmann. M. le
Dr F.-A. Patenko (1). de Saint-Pétersbourg, sous l'impulsion
du professeur Brouardel, dans un travail fait au laboratoire de
toxicologie de la Morgue de Paris, et après une série d'expériences sur des animaux (des chiens) qu'il avait pendus, en est
arrivé à tirer les conclusions suivantes : 1° la théorie de Donders sur le développement de l'hypérémie congestive pendant
la mort par asphyxie est pleinement confirmée par nos expériences ; 2° il est nécessaire d'admettre deux sortes d'asphyxies :
a) celle qui se développe après l'inspiration ; b) celle qui a lieu
après l'expiration ; de manière qu'on s'explique la présence ou
l'absence des congestions dans les cas développés dans les
mêmes conditions extérieures.

L'asphyxie correspondrait peut-être alors avec la compression du pneumogastrique, comme le soutiennent certains
auteurs. Dans la plupart de nos cas, les autopsies ont été faites
avant que la putréfaction ne se fût déclarée. Mais, dans quelques cas où la putréfaction était avancée, la surface de section
des poumons avait revêtu une couleur d'un rouge noirâtre telle
que nous nous sommes demandé s'il y aurait quelqu'un qui fût

(1) Patenko : Étude sur l'asphyxie de cause mécanique, *Annales d'Hygiène*,
série XIII. p. 209. 1885.

en état de dire s'il s'agissait alors d'une congestion ou d'un phénomène qui accompagne la putréfaction, surtout d'un organe aussi vascularisé que le poumon. Nous avons vu alors combien il nous est parfois difficile de nous prononcer, d'affirmer que nous avons affaire à une congestion ou à une hémorragie, quand la putréfaction est avancée. Les commençants prennent presque toujours comme signe d'une congestion cette couleur d'un rouge noirâtre que revêt le poumon en putréfaction. Mais les commençants ne sont pas les seuls à faire cette erreur ; des médecins chargés de remplir le rôle de médecins-légistes la commettent aussi. Quant à nous, nous avons toujours renoncé à donner, dans de tels cas, une interprétation irréfutable, alors que la putréfaction était avancée et que le microscope ne pouvait nous être d'aucun avantage.

Ceux d'entre nous qui ont eu l'occasion de faire une expertise ou une contre-expertise et de faire partie d'une commission où se trouvaient des médecins ayant d'autres spécialités ont pu voir combien il est difficile de les convaincre en ce qui concerne les modifications que les lésions anatomo-pathologiques éprouvent à la suite de la putréfaction. Habitués qu'ils sont à pratiquer des autopsies dans les hôpitaux quelques heures après la mort et à voir les lésions non encore modifiées par la putréfaction, ces médecins acceptent difficilement et en toute confiance les opinions des médecins-légistes, qui, eux, sont habitués à voir les modifications qui accompagnent la putréfaction.

Cette congestion, attribuée par certains auteurs à la pendaison, coïncide malheureusement juste avec le lieu de formation des hypostases, de sorte qu'il est difficile, dans de tels cas, de les différencier.

Nous n'avons remarqué qu'une seule fois, sur un pendu de soixante ans, une atélectasie des deux poumons. Des morceaux de ceux-ci allaient au fond de l'eau.

L'œdème pulmonaire figure également parmi les lésions que l'on peut trouver chez les pendus. Dans certains cas il revêt une couleur d'un rouge vif qui s'accentue surtout rapidement par l'exposition à l'air libre, constituant de la sorte ce que le professeur Lacassagne désigne sous le nom d'*œdème carminé*. Cet œdème se trouve cependant parfois dans d'autres cas de mort, comme ceux où la mort survient rapidement, par exemple dans les fractures du crâne, sous l'action directe du système nerveux. En ce qui concerne l'action du pneumogastrique, qui est un nerf trophique du poumon, les travaux de Coutagne n'ont pas donné des résultats satisfaisants, démontrant qu'il jouerait toujours un rôle quelconque dans la pendaison. Les expériences faites sur deux chiens ont donné des résultats distincts.

L'emphysème sous-pleural se rencontre aussi, mais très rarement, dans la pendaison. Il faut l'examiner sur place, avant l'extraction des poumons, car au moment où l'on introduit la main entre lui et le thorax pour l'enlever, l'emphysème alvéolaire ou même interstitiel pent se produire artificiellement.

Nous avons remarqué le fait environ quinze fois sur nos pendus et, une seule fois, les vésicules de l'emphysème avaient atteint la grosseur d'une noisette.

Dans certains cas nous avons eu l'occasion de remarquer des *foyers hémorragiques* dans le parenchyme pulmonaire. Ils atteignaient jusqu'à la grandeur d'une pièce de 2 francs. Parfois ces hémorragies étaient superficielles, sous-pleurales, de sorte qu'elles ressemblaient à de véritables infarctus. Ces infarctus se trouvaient plutôt vers les moitiés inférieures des poumons. Elles ont été d'ailleurs signalées par d'autres auteurs et même lors d'expériences faites sur cinq chiens pendus (Cliquet). Elles ont été observées sous la forme de plaques d'un rouge cerise ; d'autres fois, les hémorragies situées sous la plèvre provoquaient des soulèvements à la surface des poumons.

Nous avons remarqué neuf fois ces foyers hémorragiques ; leur grosseur allait jusqu'à celle d'une noisette et ils étaient même plus gros quelquefois (dans un cas nous en avons vu un de 5 centimètres sur 3 centimètres). Ils étaient toujours limités, quelquefois diffus.

D'autres fois, nous avons remarqué une hypérémie des bronches et même de la trachée. Leur intérieur était tapissé d'une fine écume blanchâtre (parfois teintée de rouge). Nous avons signalé ces cas dix-neuf fois dans notre statistique.

Certains auteurs (Tourdes) ont noté qu'ils avaient trouvé dans les bronches des matières alimentaires provenant d'un premier vomissement, alors que la trachée n'était pas bien close. Le fait nous paraît curieux et presque impossible, et même d'autant plus curieux qu'il est noté par celui qui attribue la cause de la mort dans la pendaison à la seule fermeture complète des voies respiratoires.

Dans nos 136 cas de pendus nous avons trouvé cinq à six fois des matières alimentaires dans les bronches; mais nous n'avons jamais songé à les attribuer à un phénomène vital (vomissement). Nsus avons eu, au contraire, toujours en vue la possibilité de leur introduction *post mortem*.

On voit donc que de toutes ces lésions il n'en est pas une de constante et que, par conséquent, leur valeur diagnostique reste en rapport avec leur fréquence.

Mais il est un fait qu'on doit noter, que nous avons souvent constaté et auquel nous croyons devoir attribuer un rôle assez important, aussi bien dans la production du mécanisme de la mort (en la précipitant), que dans celle de la congestion et des foyers hémorragiques, nous voulons parler des adhérences pleurales. Dans trente-six de nos cas, les poumons ont présenté de vieilles adhérences disséminées à leur surface; quatre fois même, des symphyses pleuro-pulmonaires doubles, parfois simples, et tantôt à droite, tantôt à gauche.

LE CŒUR. — En poursuivant leurs investigations, certains auteurs sont allés jusqu'à avancer que le poids du cœur des pendus pesait plus qu'à l'état normal. Nous ne savons quelle application médico-légale on pourrait tirer de ce résultat, puisqu'on sait que le cœur des pendus peut souvent être atteint de diverses lésions chroniques qui contribuent à l'augmentation de son poids.

En ce qui concerne la plénitude de ses cavités, comme dans l'asphyxie, nous constatons la présence d'une plus grande quantité de sang liquide à droite qu'à gauche, pour lequel on peut parfois établir une distinction au point de vue de la couleur et des propriétés chimiques. En effet, dans un grand nombre de nos cas, le cœur contenait fort peu de sang à gauche, fait que

certains auteurs mettent sur le compte de la rigidité, mais que
le professeur Sarda (1) n'accepte pas. Souvent, et le fait a
d'ailleurs été aussi remarqué par d'autres auteurs, nous
avons trouvé de petits caillots cruoriques, ce qui contredit ceux
qui soutiennent que dans les asphyxies le sang est seulement
liquide. Dans un de nos cas, nous avons trouvé dans le ventricule droit un caillot cruoro-fibrineux qui pesait 25 grammes ;
et quatre ou cinq fois, cinq ou six petits caillots cruoriques et
même fibrineux.

Dans une très importante étude récemment parue et qui
traite : *De l'état du contenu du cœur dans la mort par asphyxie
mécanique*, étude due à M. G. Sarda, professeur à l'Univer-
sité de Montpellier, et à la collaboration du Dr Dusser, son
préparateur, et de son élève Louis Blanc (2). nous relevons,
à l'égard de la pendaison, des données fort importantes que
nous avons pu vérifier sur plusieurs de nos pendus et qui se trouvent résumées dans les conclusions suivantes qu'il en a tirées :

Première conclusion. — Dans la mort par asphyxie mécanique, le cœur contient toujours des caillots, quand l'autopsie a
été faite peu de temps après la mort. Cette conclusion repose
sur les expériences suivantes :

1° Il s'agit d'un chien de 25 kilogrammes, mort en cinq minutes. On a
trouvé dans son ventricule droit du sang noir et trois caillots de la grosseur
d'une noisette ; dans le ventricule gauche, du gros sang, presque caillé ;
dans les deux auricules, du sang caillé.

2° Il s'agit d'un chien de 17 kilogrammes, qui fut pendu, se sauva, et
fut rependu après que l'on eut rétabli la respiration. Trouvé dans le ventricule gauche un gros caillot ; dans celui de droite, un gros caillot ainsi que
du sang liquide ; dans les auricules, du sang coagulé.

Sur les cobayes et sur les lapins il a obtenu les mêmes
résultats.

Deuxième conclusion. — L'état du contenu du cœur est le
même pendant la rigidité qu'aussitôt après la mort :

(1) Dr G. SARDA : Du contenu cardiaque dans la mort par asphyxie. *Annales
d'hygiène publique et de médecine légale.* Juin, 1902.

(2) Louis BLANC : Contribution expérimentale à l'étude du contenu cardiaque dans
la mort par asphyxie mécanique. thèse de Montpellier, 1901.

Chien de 17 kilogrammes, mort en huit minutes. Autopsie, dix-huit heures après la mort, en pleine rigidité cadavérique.

Ventricule gauche : caillots fibrineux de la grandeur d'une petite amande ; pas du tout de sang liquide. Auricule gauche : petits caillots.

Ventricule droit : sang liquide et caillots ; auricule droit : caillot, pas de sang liquide.

Le professeur Sarda dit que c'est la seule expérience où il ait trouvé des caillots fibrineux.

En ce qui nous concerne, nous avons trouvé un caillot fibrineux plus gros qu'une noix dans le ventricule droit, lors d'une autopsie faite en pleine rigidité, huit heures après la mort, sur le dernier pendu de notre statistique.

Troisième conclusion. — Pendant la putréfaction, les caillots contenus dans le cœur se liquéfient ; cependant différentes cavités cardiaques ne contiennent pas plus de sang qu'auparavant. En résumé, dit le professeur Sarda, la formule générale qui s'applique aux faits que nous avons exposés, est la suivante :

Dans tous les cas de mort par asphyxie mécanique (suffocation, strangulation, pendaison), la présence de caillots dans le cœur est une règle, celle du sang liquide sans mélange de caillots une exception, tant que la putréfaction n'est pas trop avancée. Ces caillots sont mous, noirâtres, peu consistants, bien différents des caillots fibrineux que nous trouvons dans l'agonie prolongée. De fait, dit le professeur Sarda, ils ne sont pas le résultat de l'agonie parce qu'ils ne se forment qu'après la mort. Néanmoins, nous avons de la peine à croire que le caillot fibrineux, plus gros qu'une noix, que nous avons trouvé chez notre dernier pendu, se soit formé *post mortem*.

Le Dr Pellereau, qui a fait des autopsies de pendus, même quatre heures après la mort, a démontré que leur sang pouvait encore se coaguler, mais le caillot était mou, flasque, sans résistance. De même, chez les individus exécutés, bien que le cœur ne palpitât plus, cependant il se contractait encore facilement sous l'influence d'un courant électrique.

Parmi les autres lésions du cœur dans la pendaison, nous avons assez souvent trouvé de petites ecchymoses punctiformes sous-péricardiques, vers l'origine des grands vaisseaux (dix-neuf fois), en même temps que les sous-pleurales ou seules. Coutagne les a vues huit fois dans vingt cas.

Nous les avons souvent trouvées sous l'endocarde gauche (onze fois) et sur les muscles papillaires, et elles atteignaient jusqu'à 1 centimètre de dimension. L'examen spectroscopique du sang, fait peu après la mort, nous a donné la bande d'hémoglobine réduite. De même que pour les poumons, nous y avons trouvé des adhérences et des symphyses péricardiques, que nous ne signalons que dans le but de montrer le rôle que ses adhérences peuvent avoir parfois dans la production plus rapide de la mort ou d'autres modifications qui pourraient se produire dans l'organisme. Des symphyses ont été signalées cinq fois et des synéchies, deux fois.

LE TUBE DIGESTIF. — L'hypérémie de la muqueuse stomacale et quelquefois des intestins a été remarquée et signalée par la plupart des auteurs. Depuis Taylor, tous les auteurs ont noté un aspect pseudo-inflammatoire de la muqueuse stomacale qui a souvent donné naissance à des soupçons d'empoisonnement. La valeur de cette congestion est d'autant plus grande que nous l'avons trouvée chez des individus dont l'estomac était vide, fait qui a été également relevé par le professeur Lacassagne sur trois pendus dont l'estomac était vide. Les expériences des professeurs Legroux et Laborde sur des animaux (des chiens) ont permis de remarquer la formation de ces ecchymoses que les auteurs sus-cités mettent sur le compte de la pendaison. Au cas toutefois où l'estomac est plein d'aliments, il n'y a pas de doute que la digestion favorise la formation de cette congestion. Elle est caractérisée, en général, par une fine vascularisation des capillaires qui forment des arborisations très fines et qui ont de ci de là donné naissance à de petits points hémorragiques ayant la forme d'iles. Ils se trouvent répandus vers le pylore, première portion du duodénum, ainsi que vers la partie supérieure de l'estomac, près du cardia. — Cette hypérémie peut quelquefois être confondue avec une hypostase ou avec la putréfaction. Dans la généralité des cas, elle est un phénomène vital et elle est due aux contractions vaso-motrices qui se sont produites pendant l'asphyxie, et surtout des vaisseaux de l'intestin et de la rate (Taylor).

Nous trouvons encore une hypérémie des intestins qui va parfois jusqu'à former des ecchymoses grandes comme des pièces de 50 centimes et peut-être même plus grandes. chose qui a été remarquée par Samson-Himmelstern (1) et Hœlder (2). D'autres fois, à cause de la position verticale du corps, les lividités cadavériques simulent une congestion vitale ou peuvent nous faire supposer une intoxication.

La couleur uniforme qui, dans ces cas, recouvre les intestins plaide plutôt en faveur d'une hypostase. D'après le professeur Hofmann, aussi bien la congestion que la formation des ecchymoses intestinales se produisent probablement *post mortem*. Nous trouvons même quelquefois à l'intérieur de telles extravasations.

LES REINS. — Nous avons très souvent remarqué chez nos pendus une hypérémie des reins, parfois si marquée que les deux substances rénales pouvaient à peine être distinguées entre elles. Il est incontestable que, quand la putréfaction n'avait pas du tout commencé et que l'individu était resté longtemps suspendu, cette congestion intense était attribuée à l'hypostase, parce qu'elle n'était pas explicable par rapport à celle des autres organes.

Quelquefois même, dans la capsule cellulo-graisseuse rénale, nous avons pu trouver des extravasations sanguines de la grandeur d'une pièce de 1 franc.

En ce qui concerne la plénitude de la vessie, elle n'a aucune importance, sinon que, dans le cas où elle est pleine, elle peut provoquer des écoulements par l'urètre, comme nous l'avons aussi souvent remarqué chez les pendus que sur les cadavres pendus.

LES ORGANES DE LA GÉNÉRATION. — Nous ne savons à quelle circonstance attribuer le fait que dès les temps les plus reculés on a donné une si grande importance à certaines marques que

(1) SAMSON-HIMMELSTERN, *Schmidt's Jahrb.* 1855, vol. VII
(2) HOELDER, *Prager Vierteljarsschrift.* Bd. XXXVI, 1880.

l'on observerait dans la pendaison sur les organes de la génération. Le professeur Brouardel croit que cette légende trouva sa genèse dans le fait que Guyon, médecin français, ayant assisté en 1572 à la pendaison de quatorze nègres, il aurait remarqué des érections sur neuf d'entre eux pendant la pendaison. Avant Guyon, d'autres, tels que Zacchias, A. Paré, Morgagni, ont également constaté des érections et éjaculations chez les pendus. Outre cela, des auteurs comme Devergie et autres considèrent ce phénomène comme vital. Aujourd'hui, la plupart des auteurs sont unanimes à contester absolument l'existence de ces symptômes chez les pendus comme un phénomène vital ; ils les considèrent comme produits *post mortem*.

Ayant répété nous aussi les expériences d'Orfila, c'est-à-dire de pendre des cadavres, nous avons constaté une turgescence du pénis et remarqué l'écoulement d'un liquide opalescent de l'urètre. Examiné au microscope, ce liquide a révélé la présence de nombreux spermatozoïdes. Il est cependant constaté que le liquide opalescent qu'on trouve assez fréquemment chez les pendus n'est pas toujours de nature séminale (il peut être prostatique). Parfois même, quand les cadavres restaient assez longtemps pendus (douze à vingt-quatre heures), il commençait à couler de l'urine par l'urètre. Cela nous dénote déjà que les soi-disant érections et éjaculations remarquées sur les pendus expliqueraient plutôt leur origine *post mortem*. La plupart des auteurs n'attachent plus aujourd'hui un grand prix à ces écoulements spermatiques, de sorte qu'on ne les considère plus comme un symptôme de la pendaison (Straussmann).

Aussi bien par nos expériences personnelles que par les aveux des autres qui ont, comme nous, expérimenté sur eux-mêmes, par exemple Fleischmann, Scott, et de ceux qui se sont pendus et ont été sauvés, nous pouvons affirmer que ces érections n'ont pas lieu dans la pendaison et que ce sont presque toujours des choses imaginaires. Si en effet nos affirmations ne sont pas assez bien fondées pour que ces érections et éjaculations (comme le prétendent certains auteurs) prennent place dans la période des convulsions, période que nous n'avons pas connue lors de nos expériences, il est des auteurs, comme Hoffmann. Pellereau et autres, qui ont été témoins oculaires d'exécutions judiciaires et reconnaissent ne pas avoir eu l'occasion de les constater. En tout cas, ces prétendues érections n'ont pas d'importance et ne peuvent être considérées comme un phénomène vital que lorsqu'on les remarque peu de temps après la pendaison. Dans le cas contraire quand le cadavre est resté longtemps suspendu et dans une position verticale, cette congestion du pénis peut être considérée comme un phénomène *post mortem*. Le professeur Straussmann, qui a pratiqué des autopsies sur un grand nombre de pendus, déclare n'avoir jamais remarqué une véritable érection. Malgré toutes ces remarques relatives aux érections, nous avons celles de M. Ebertz (1), qui a vu le pénis en érection et formant un angle droit avec l'abdomen chez un pendu de soixante et onze ans, quatre à six heures après la mort, puis celles de MM. Hækel (2), Feld (3) et autres.

Par trois fois nous avons trouvé sur nos pendus une turgescence pas précisément frappante du pénis ; nous avons remarqué treize fois des écoulements spermatiques et quatre fois de l'urine.

Comme on le sait, l'un des phénomènes qui accompagnent la mort, quelquefois aussi pendant l'agonie, c'est le relâchement des sphincters, à la suite de leur paralysie. Si l'on tient compte de celle-ci, et comme il peut également arriver que le cadavre ait une position verticale, on peut facilement s'expliquer l'écoulement du liquide spermatique ou de l'urine. On s'explique aussi que le sang remplisse les corps caverneux et, consécutivement, que le volume du pénis augmente.

Certains auteurs, comme Huppert (4), considèrent que l'écoulement spermatique et l'érection sont produits de la même manière que dans les accès d'épilepsie. En tout cas, la prétendue érection remarquée sur les cadavres des pendus est toujours loin d'atteindre celle d'une véritable érection. Outre cela, nous ne remarquons pas seulement sur les pendus cet écoulement du sperme ; par suite, la tendance de certains

(1) Ebertz, *Vierteljahrsschr.*, 3, Folge, Bd. IV, Suppl., S. 175.
(2) Hækel, Dissertation Dorpat, 1891, S. 17.
(3) Feld, *Vierteljahrsschr.*, Bd. XVI, S. 152.
(4) Huppert, *Vierteljahrsschr*. N. F., Bd. XXIV, S. 237.

auteurs à le considérer comme un symptôme de la pendaison ne peut être admise. Nous avons eu souvent l'occasion de remarquer aussi ces écoulements dans divers cas de mort subite ; bien plus, nous les avons constatés sur deux sujets dont l'un mourut de la tuberculose et l'autre du cancer. Le professeur Straussmann a également remarqué ce phénomène. Le professeur Brouardel cite aussi ces écoulements de sperme dans la mort subite, fait que nous avons personnellement constaté.

Quand nous avons parlé des symptômes de la pendaison, nous avons démontré, — comme le prétendent certains auteurs, — que l'érection et l'éjaculation peuvent se produire dans la période des convulsions, par action réflexe, par suite de l'extension de la colonne vertébrale. En ce qui concerne l'éjaculation (si ce peut être une véritable), elle pourrait avoir lieu de même que les émissions involontaires d'urine et de matières fécales, comme nous l'avons constaté sur une femme qui s'était pendue et avait été sauvée (obs. 2, p. ...). Mais cette érection et éjaculation, disent Tourdes et Straussmann, ont lieu à un moment où la connaissance est abolie et tout indique que l'éjaculation n'est pas accompagnée de sensations voluptueuses. Des auteurs ont même signalé des hématuries ; ainsi Pellereau a signalé cet écoulement dans les ruptures de la rate. — A l'appui de nos affirmations que ces émissions sont, selon toute probabilité, de nature *post mortem*, nous avons la remarque faite par MM. Müller et Beninga (1). Le 29 mai 1864, un détenu robuste, âgé de quarante ans, se pend dans la prison de Vechta. Le collègue du Dr Müller qui examina le pendu, une heure après sa mort, avec toute l'attention voulue, ne remarqua aucune trace de sperme ni sur le pénis, ni auprès, ni sur la chemise. Mais, vingt-quatre heures après, Müller et son collègue ayant commencé l'autopsie, remarquaient tous les phénomènes classiques de l'asphyxie. Cependant, quelle ne fut pas la surprise des deux médecins d'apercevoir au-dessous du méat, environ une demi petite cuillère d'un liquide très visqueux, qui ressemblait beaucoup au sperme. L'examen microscopique immédiat

---

(1) MÜLLER et BENINGA, (de Varel) : De l'émission de sperme chez les **pendus,** *Berlin. klin. Wochenschrift*, n° 33, p. 481, 1877.

y fit découvrir un grand nombre de spermatozoïdes encore en vie. Le sperme éjaculé après la mort et qui se trouve au méat urinaire a permis de démontrer que les spermatozoïdes sont encore en vie pendant deux ou trois jours. C'est ainsi que Jager (1) a trouvé une assez grande quantité de sperme au méat urinaire d'un pendu âgé de quarante-trois ans et qu'il autopsia quarante-huit heures après la mort. Il y remarqua des spermatozoïdes qui se mouvaient très bien. Dans de semblables circonstances, Rauber (2) trouve des spermatozoïdes en mouvement chez un pendu de soixante-cinq ans, cinquante-cinq heures après la mort. Le Dr Strecker a observé la même chose à la Morgue de Berlin et Hofmann cite plusieurs cas. Le Dr Müller conseille, dans les cas de pendaison ou d'asphyxie, de faire auparavant, par derrière, une pression sur l'urètre, en commençant au périnée, puis d'examiner au microscope le liquide obtenu, afin d'écarter cette question controversée.

En ce qui concerne la congestion des organes génitaux de l'homme, nous remarquons la même chose pour les organes génitaux de la femme. On voit chez celle-ci leur turgescence et leur sécrétion, surtout de la muqueuse utérine, dans la cavité de laquelle nous avons souvent trouvé de petits caillots, sans que les ovaires continssent un corps jaune quelconque. L'état des organes génitaux décrits jusqu'ici a permis de constater qu'il n'a presque aucune importance médico-légale, d'autant plus que ces états ont été observés dans un aussi grand nombre de morts subites que dans divers autres genres de mort.

Nous devons être par conséquent très circonspect et ne pas nous mettre dans le cas de ce docteur (3) qui, ayant trouvé une tache de sperme sur la chemise d'un sujet, émit le diagnostic de strangulation, bien qu'il n'existât aucune trace de violences autour du cou ou sur le reste du corps. Quoiques ces préjugés populaires ne reposent sur aucun fondement, ils n'en exercent pas moins une certaine séduction sur quelques individus et ils les incitent à se pendre uniquement pour éprouver des sensations agréables.

(1) Jager, *Zeitschrift für Medizinalbeamte*, 1892, pag. 66.
(2) Rauber, *Zeitschrift für Medizinalbeamte*, 1892, pag. 282.
(3) *Friedreich's Blætter*, 1876, p. 353.

Beaucoup, comme le dit Tenneson, se sont fort bien pendus sans le vouloir. En général, on n'admet plus aujourd'hui les véritables érections ; elles sont considérées comme des accidents passifs.

On peut parfois remarquer l'écoulement de matières fécales par l'anus. Nous avons remarqué cela onze fois sur nos pendus et, une autre fois, un écoulement du vagin chez une femme.

RÉSUMÉ DES SIGNES. — En achevant l'énumération des innombrables signes de la pendaison, signes dont chaque auteur a cherché, comme nous l'avons vu plus haut, à démontrer pour chacun l'importance diagnostique, la question suivante se pose : Existe-t-il un signe quelconque, trouvé sur un cadavre, qui nous autorise à dire qu'en effet l'individu est mort à la suite de la pendaison ? — Nous déclarons dès maintenant qu'il n'y en a pas.

« Le médecin légiste, dit Coutagne, tenant compte de toutes ces circonstances de même que des cas de crime qui peuvent se produire par la pendaison, se refusera à inscrire le diagnostic de pendaison sur le certificat de décès d'un individu dont la mort est soupçonnée, surtout quand il doit se contenter d'un examen externe qui ne concorde pas avec les données très précises concernant les circonstances qui ont précédé la mort ainsi que celles qui ont présidé à la découverte du corps (par exemple, l'intention de se suicider, manifestée par des paroles ou un écrit, la fermeture de la porte par dedans, etc.). L'examen externe suppose bien la pendaison, mais il ne la confirme pas.

« En ce qui concerne l'examen microscopique de chaque organe en particulier, nous ajouterons que pour les sections qui en ont été faites sur quinze cadavres de pendus, nous n'avons trouvé aucune lésion pathognomonique qui nous permît d'émettre un diagnostic de mort par pendaison. »

Cet examen fait par nous-même sur dix cadavres et sur cinq autres avec l'aide de M. le Dr Reiner, ne nous a permis de remarquer que des lésions fort peu importantes et souvent inconstantes, telles que : faibles congestions et hémorragies dans les couches plus profondes de la peau, à droite du sillon ; manque de l'épiderme à droite du sillon et de la compression

des fibres du muscle peaucier : ou encore, une myocardite
segmentaire ; congestions des autres organes, etc. Ces lésions,
comme nous l'avons dit plus haut, ne nous ont pas permis d'en
tirer des conclusions absolument sûres.

Le fait même de l'énumération d'un aussi grand nombre de
signes nous indique précisément avec quelle ardeur dans le
travail les divers auteurs ont recherché ou tâché d'établir ce
signe pathognomonique constant et sûr de la pendaison, signe
qui, jusqu'à ce jour, n'a pas encore été trouvé. Mais si nous n'en
possédons pas un seul, l'existence simultanée de plusieurs des
signes plus haut cités, tels que le sillon qui est autour du cou
et dont la présence coïncide avec les fractures de l'os hyoïde et
du larynx, avec extravasations sanguines à droite des foyers
de fracture ; les ecchymoses trouvées dans les parties molles du
cou, et, si nous avons surtout en vue l'absence de certains
autres signes qui nous expliquent la cause de la mort, l'existence, disons-nous, de ces signes est suffisante dans la plupart
des cas pour que dans leur ensemble ils nous permettent
d'asseoir notre conviction.

LES QUESTIONS MÉDICO-LÉGALES

Les questions médico-légales qui ont trait à la pendaison
sont les suivantes :

1° *Est-ce que la pendaison a eu lieu pendant la vie ou
après la mort ? — 2° Est-elle la cause de la mort ? —
3° Est-elle le résultat d'un suicide, homicide, accident ou
supplice ? — 4° A quelle époque remonte-t-elle ?*

I. — *Est-ce que la pendaison a eu lieu pendant la vie ?* —
Par la multitude des signes que nous avons constatés dans la
pendaison, nous avons vu que beaucoup d'auteurs ont démontré l'importance de certains comme dus à des phénomènes
vitaux et ils ont été ensuite considérés comme un signe certain pour expliquer que la pendaison avait eu lieu pendant la

vie. Mais, comme nous l'avons vu plus haut, il n'en existe pas encore un seul qui puisse nous affirmer cela. L'idée émise par Devergie que la congestion d'un des bords du sillon qui est sur le cou, idée adoptée par Hofmann, Caspar, Tourdes, Maschka et autres, est le résultat d'un phénomène vital, cette idée est fausse. Tout récemment encore, deux cas de pendaison se sont produits le même jour. Nous avons voulu voir délier les corps dans le but de contrôler l'affirmation des auteurs plus haut cités, mais *nous n'avons pas du tout remarqué* la moindre trace de congestion ou d'ecchymose sur l'un des bords du sillon. Pour ne pas continuer à discuter sur chaque signe en particulier, nous dirons que puisque jusqu'à ce jour on n'en a pas découvert un de constant, nous ne nous permettrons de faire une réponse certaine à la question posée plus haut qu'en tenant compte de la totalité des lésions trouvées. Qui sait si l'un des signes fréquents trouvés dans la pendaison et qui dépendent de la circulation ou de la respiration, tels que la congestion du visage, du sillon et des ecchymoses aussi bien sur les bords du sillon que sur ceux qui avoisinent les organes du cou. qui sait si l'un de ces signes ne serait pas constant, s'il ne dépendrait pas parfois d'une lésion de l'appareil circulatoire ou respiratoire ou d'autres maladies que nous remarquons souvent chez les pendus ? Nous pouvons dire que sur les cent trente-six pendus de notre statistique nous avons constaté que quinze seulement avaient l'organisme indemne de toute maladie. Quant aux autres, nous avons trouvé chez tous des lésions étendues sur un organe principal, tel que les poumons, le cœur, le cerveau, etc.

Comme nous l'avons dit, quand nous avons parlé des poumons, nous avons trouvé trente-quatre fois des adhérences pleurales disséminées, quatre fois des symphyses pleuro-pulmonaires doubles et, souvent, tantôt à droite, tantôt à gauche. Est-ce que ces lésions n'auraient aucun effet sur la production des divers signes que nous constatons dans la pendaison ? De même que dans les morts violentes nous avons la rupture de l'aorte ou du cœur, sans que le corps présente une ecchymose ; de même, nous avons constaté chez les sujets ayant des lésions étendues de l'appareil circulatoire (comme ce fut le cas pour deux pendus atteints d'une aortite chronique déformante, ectasie de l'aorte, oblitération des deux coronaires, insuffisance aortique, etc.) que ces ecchymoses n'existaient pas parce que le cœur n'a pas pu envoyer une onde sanguine dans les capillaires. Est-ce qu'il ne peut pas arriver chez les pendus portant les lésions sus-citées, que le cœur cesse de battre et que la congestion des bords du sillon ou les ecchymoses profondes du cou n'aient plus lieu ? Est-ce que le cœur ne peut pas être *primum moriens* au lieu d'être *ultimum moriens ?* Nous croyons que oui et nous avons souvent constaté de semblables modifications dues à d'autres lésions chroniques des autres organes que nous trouvons chez les pendus et qui les ont poussés à se suicider. C'est peut-être à ces lésions que nous devons quelquefois ce manque de concordance qui existe entre les affirmations de certains experts consommés. Dans quatre cas nous avons trouvé sur deux pendus des adhérences péricardiques disséminées sur les surfaces antérieure et postérieure (synéchies), et sur les deux autres des adhérences sur toute la surface du cœur (symphyse péricardique).

Nous ne pouvons pas donner à l'ecchymose rétro-pharyngienne de M. le professeur Brouardel la même valeur que l'auteur lui attribue, à savoir : celle d'être un signe pathognomonique de la pendaison faite pendant la vie. En effet, dans plus de la moitié de nos cas nous avons constaté son absence. Mais si on la trouve, nous pouvons affirmer que la pendaison **a** eu lieu pendant la vie. Par conséquent, nous n'avons pas dans la mort par pendaison de lésions spéciales de la part d'un organe, excepté seulement pour le cou. L'expertise toute entière, en matière de pendaison, se déroule autour de lui, de même que la corde qui l'entourait. S'il s'agit de préciser la question, nous dirons que malgré toutes les tentatives des différents auteurs de trouver un signe unique, constant et pathognonomique de la pendaison qui a eu lieu pendant la vie, ce signe n'est pas encore trouvé. En ce qui concerne la solution de la question, il n'y a que l'ensemble des signes qui puisse nous servir de boussole pour nous amener à émettre presque toujours un diagnostic plus précis. La solution de cette question entraîne après elle celle de la seconde que le médecin doit se poser, à savoir :

2° *Est-ce que la pendaison est ou non la cause de la mort ?* — Dans les cas où nos constatations ont découvert la presque totalité des signes sur lesquels nous nous basons pour affirmer que la pendaison a eu lieu pendant la vie, et quand le résultat de l'autopsie est tel que nous ne trouvons aucun autre indice d'une autre mort violente, nous pouvons alors soutenir, avec les plus grandes chances de probabilité. que la pendaison a été la cause de la mort.

3° *Est-ce que la pendaison est le résultat d'un suicide, homicide, accident ou supplice ?*

a) *Est-elle le résultat d'un suicide ?* — Si nous considérons que la pendaison est l'un des moyens les plus fréquents et les plus faciles de suicide et qu'elle est très rarement employée dans un but criminel (après informations prises, on ne connaît pas encore, à Bucarest, un cas d'homicide par pendaison). il est naturel que nous pensions plutôt à un suicide qu'à un homicide, d'autant plus que les constatations que nous allons faire démontreront que la pendaison a eu lieu pendant la vie. Néanmoins, c'est précisément la rareté de ce genre d'homicide dans notre pays, de même que la fréquence des suicides par pendaison, qui exige une plus grande attention de la part du médecin vérificateur et de l'expert; d'autant plus que nous avons eu souvent l'occasion de constater que le procureur aussi bien que le médecin qui avaient été prévenus qu'on avait trouvé un individu pendu dans telle rue, ne se sont pas rendus sur les lieux. Le premier a délivré le permis d'inhumer le cadavre, sans que l'on en pratiquât l'autopsie. et il s'en était rapporté seulement aux recherches faites par le commissaire ou bien aux constatations incomplètes établies sur les lieux par le médecin vérificateur. Pendant que nous dressions notre statistique, notre Parquet a autorisé l'inhumation de dix-neuf pendus, sans qu'on en eût fait l'autopsie. Il s'en était rapporté uniquement aux affirmations des commissaires ou de la famille qu'il n'existait aucun doute sur le genre de mort. Ce n'est pas que nous voulions laisser planer un soupçon sur nos experts. mais nous voulons seulement attirer l'attention sur la possibilité de tels cas. d'autant plus que leur absence dans notre pays

serait une exception par rapport aux autres États où sont cités
des cas de pendaison par homicide. On sait aujourd'hui que les
caractères sur lesquels nous devons nous baser pour affirmer
s'il y a eu suicide ou homicide sont précisément ceux que nous
constatons sur les lieux mêmes, à savoir : les circonstances
dans lesquelles la pendaison a eu lieu, l'examen des lieux, la
position du cadavre, le lien qui entoure le cou, de même que la
manière dont il a été fixé, la position du sillon sur le cou, etc.
Ce sont là autant de constatations que nous devons prendre la
peine de faire sur les lieux mêmes ; autrement l'autopsie ne
nous permettra d'affirmer qu'une chose, c'est que la pendaison
a eu lieu pendant la vie ou après la mort et il nous sera par
conséquent plus difficile de déclarer si c'est un suicide ou un
homicide. Nous ne devons pas perdre de vue qu'il faut pousser
nos investigations jusqu'aux antécédents héréditaires du sujet,
parce que l'habitude de se pendre existe quelquefois dans certaines familles. Ainsi, le professeur Brouardel cite le cas d'une
famille où le grand-père mourut en se pendant. Il laissa onze
enfants dont dix se pendirent ; quant au onzième, il est vivant
et a soixante-huit ans. Il a dépassé l'âge des membres de sa
famille qui se sont pendus. Le professeur Tourdes a mentionné
également quatre cas de suicide par pendaison dans la même
famille. En ce qui nous concerne, l'examen de notre statistique
ne nous permet de relever que deux cas d'individus avec antécédents de ce genre, mais ces antécédents sont plus nombreux
quant aux autres moyens de suicide. Nous ne devons pas perdre de vue les tentatives antérieures de suicide d'un individu,
qu'il ait eu recours à la pendaison ou à tout autre moyen ; cette
chose peut être invoquée en faveur du suicide, quand nous faisons nos constatations. Dans le total de nos sujets, nous n'en
avons trouvé que deux qui se trouvassent dans ce cas : un cabaretier qui, ayant perdu dans le commerce et ne pouvant plus
venir en aide à sa famille, avait tenté une autre fois de se pendre, mais sa femme l'avait sauvé à temps ; puis un Israélite
dont il est question dans le télégramme suivant :

Section 23.

A qui de droit.

Aujourd'hui, à 6 heures du matin, a été trouvé pendu dans sa maison de
la rue Grivitzei, l'Israélite Z. R., âgé de cinquante-quatre ans, veuf. D'après

les renseignements il était malade et avait, à plusieurs reprises, tenté de
se suicider.

Le fait que ces suicides se produisent quelquefois sous forme
d'épidémie est aujourd'hui beaucoup plus rare. Depuis l'épidémie décrite par Plutarque (1) qui sévissait sur les filles de
Millet, on n'en a pas signalé d'autre jusqu'à ce jour. Dans le
courant de l'année 1902. on a enregistré au mois d'avril une
série de dix cas de pendaison qui se sont produits presque l'un
après l'autre, à un intervalle de quelques jours, comme on peut
le voir à la page 45.

Quand nous avons parlé des causes de la pendaison (p. 27)
nous en avons énuméré un nombre suffisant, et nous ne
devons jamais les perdre de vue, parce qu'elles sont souvent en
rapport plutôt avec le suicide qu'avec l'homicide. Ainsi, d'après
notre statistique, l'alcoolisme, l'aliénation et la misère ont été
les causes principales qui ont motivé la pendaison. La spontanéité des idées chez l'ivrogne est si fréquente que, sans réfléchir davantage, ces individus inconscients se pendent (voir la
remarque 1 de la page 69, qui se réfère à un individu qui se
pendit et fut sauvé). L'aliénation et la misère constatées auparavant chez un pendu sont également de nature à plaider plutôt
en faveur d'un suicide. Pour la plupart des pendus qui appartenaient à la plus basse classe de la population et dont la
misère était des plus noires, nous n'avons pu trouver que le
suicide qui pût expliquer leur mort par la pendaison. Il en est
de même pour les cas de maladies chroniques qui ont souvent
déterminé des individus à se pendre.

L'examen des lieux peut quelquefois, dès le commencement,
nous mettre à même d'affirmer le suicide, ainsi : si la porte de la
chambre est fermée à l'intérieur, si les meubles ou objets de la
maison ne sont pas dérangés, si le costume du pendu est en bon
état. si son cadavre a été trouvé dans les latrines, l'absence de
signes de violence, la quantité de trous faits à cause de la difficulté éprouvée à introduire le clou dans le mur (pour le pendu de
la figure 43 on a trouvé sept trous dans le mur, autour de l'endroit

---

(1) PLUTARQUE : *Œuvres morales,* chap. xv. — On sait que cette épidémie ne
ressa que grâce aux menaces faites d'exposer toute nue en public la première
fille qui se pendrait.

où le clou fut fixé), et surtout la découverte de lettres se référant
à la pendaison de l'individu, tous ces détails nous permettent
souvent de nous convaincre si nous nous trouvons en présence
d'un suicide. Néanmoins, les traces de violence, peuvent être
trouvées aussi bien sur le corps de ceux qui se sont suicidés que
sur celui de ceux qui ont été tués. Quand nous avons parlé
de la période des convulsions chez les pendus, nous avons
démontré de quelle manière, tant qu'elles durent, divers signes
de violence peuvent apparaître sur le corps à la suite du choc
de différents objets qui se trouvent à ce moment autour de
lui. Ces traces de violences, par la place qu'elles occupent et
leur peu de profondeur, se distinguent de celles qui seraient le
résultat d'une véritable lutte. Chez les ivrognes, par exemple,
ces traces de violence peuvent provenir d'une chute, et bien
avant que l'idée de se pendre leur soit venue. Coutagne cite
le cas d'un aliéné qui après s'être frappé la tête contre un
mur, ce qui produisit plusieurs lésions, se pendit à son lit.
D'autres fois, les tentatives de suicide faites avant la pendaison
peuvent laisser sur le corps du pendu des traces de violence
dans des régions très importantes du corps, et on peut les
prendre comme le résultat de violences criminelles. Ainsi, dans
la thèse de M. Pellier, nous trouvons une observation concernant un ouvrier de l'arsenal de Lyon, qui, après avoir tué sa
maîtresse, se tira huit coups de revolver dans la tête, et les
projectiles furent trouvés sous la peau de la tête. Desgranges,
cité par Tourdes, a vu le lacet placé sur le cou et sur une blessure faite auparavant à l'aide d'un corps tranchant. En 1824,
Olivier d'Angers cite un cas analogue où des lésions multiples
ont précédé la pendaison ; ainsi, un homme se fait six blessures au front avec un pistolet et il se tire ensuite un coup
dans la bouche ; la balle fracture le maxillaire, traverse le
pharynx et tombe dans l'estomac ; après cela, il va se pendre.
Des cas de cette nature abondent dans l'histoire des questions
médico-légales ; ils ont été d'ailleurs cités par les professeurs
Brouardel, Lacassagne et autres.

Le professeur Lacassagne (1), a publié la relation d'un cas

(1) Diagnostic différentiel de l'assassinat et du suicide. — Affaire de Montmerle.
— *Archives d'anthropologie criminelle*, n° du 25 mai 1894.

fort curieux, concernant un suicide doublé et qui s'est produit
à Montmerle.

Il s'agissait d'une femme qui chercha à se suicider en se cou-
pant la gorge. N'ayant pas réussi par ce moyen, elle eut recours
à la pendaison.

Le médecin qui fut le premier appelé, déclara qu'on se trouvait en présence d'un assassinat, accompagné d'un simulacre
de suicide par pendaison. A la suite de cette déclaration, le
mari fut arrêté.

Par bonheur pour lui, une contre-expertise ayant eu lieu, il
fut établi et démontré par le second expert qu'il s'agissait d'un
suicide doublé et non pas d'un homicide.

On ne rencontre pas moins d'autres moyens de tentatives ;
par exemple les intoxications qui ont précédé la pendaison.
C'est ainsi que Taylor. Maschka, Hoffmann et autres citent des
cas d'empoisonnement par l'acide sulfurique, le cyanure de
potassium, le phosphore, l'arsenic, matières employées par des
individus avant de se pendre. Nous avons souvent trouvé sur le
corps de nos pendus de légères traces de violence ; mais, loin
de chercher à leur donner une interprétation dans le sens de
violences criminelles, on a attribué leur présence à divers
accidents. Ainsi, quatre individus que nous avons trouvés
gisant à terre, parce que la corde s'était brisée, portaient des
lésions à la tête et aux membres. Sur un grand nombre de
pendus, ces lésions avaient été faites quand on avait voulu
couper la corde pour descendre le corps. Il n'y a pas de doute
que pour un médecin exercé et qui ne perd pas de vue les
caractères des lésions pendant la vie et après la mort, la
confusion sera évitée et qu'il cherchera à s'expliquer leur formation d'une manière accidentelle, comme nous l'avons dit plus
haut. Par suite, dans de tels cas, l'expert cherchera à voir si
ces lésions ont été de nature à provoquer la mort, si elles sont
dues à une chute ou faites par une main criminelle.

Dans la majorité des cas, ces expertises ont une solution
satisfaisante, en ce qui concerne le suicide, mais afin de ne pas
donner un plus grand nombre d'exemples et de montrer à
quelle sérieuse difficulté nous nous heurtons dans la solution
de cette question, nous allons, dans ce but, relater le cas cité par

le professeur Tourdes : « Une femme se pendit à un arbre ; elle tenait dans sa bouche un paquet de corde. Sur l'une de ses épaules se trouvait un billet ainsi conçu : *Nous sommes trois qui l'avons tuée...* Or, cette femme avait écrit ce billet de sa propre main.

Quelquefois le suicide par pendaison est caché par les parents eux-mêmes du suicidé. Pour de bons motifs, ils ont été forcés d'agir de la sorte ; cette chose peut évidemment créer des difficultés et entraîner une erreur judiciaire. Nous avons eu l'occasion de signaler un cas de ce genre dans notre statistique.

Quelquefois, ces cas de suicide sont mixtes ; ils se produisent accidentellement. Tel est le cas publié par Champouillon (1) et soumis à la Société de médecine légale. Ce cas est relatif à une pendaison, compliquée d'une intoxication par l'oxyde de carbone. Il s'agissait d'un menuisier, âgé de soixante-deux ans, qui se pendit. La corde s'étant cassée, il tomba près d'un poêle plein de charbons ardents et il mourut.

Ce qui pousse encore à attribuer la mort à un suicide, c'est la position du cadavre. La suspension complète fait naître plus rapidement l'idée d'un suicide que d'un homicide.

Dans les cas où les mains et même les pieds du pendu sont liés, où sa bouche est obstruée par un objet quelconque, comme le cas s'est souvent produit, on ne doit pas pour cela soupçonner immédiatement un homicide. Le cas que représente la figure 36 est un exemple assez frappant que, même dans le cas où les mains et les pieds sont liés, il ne faut pas repousser l'idée du suicide. Il s'agit ici d'un tailleur qui doubla plusieurs fois et cousit la doublure de son habit et c'est à l'aide de ce lien qu'il se lia les mains puis se pendit à la charnière de la porte.

b) *Est-ce que la pendaison peut être le résultat d'un homicide ?* — Bien que nous n'ayons pu signaler aucun cas de ce genre par notre statistique, nous pouvons mentionner des cas assez nombreux qui se sont produits dans d'autres pays et qui en prouvent la possibilité. La pendaison, comme moyen d'homicide est très rare, et, pour qu'elle se produise, elle exige de la

(1) Champouillon. *Annales d'hygiène et de médecine légale*, t. XLVI, série II, p. 129.

part du criminel une supériorité de force proportionnée à celle de la victime, à moins que des circonstances telles qu'une maladie, l'état d'ivresse, un coup donné auparavant, l'âge ou le sommeil, ne mettent cette dernière dans un état d'infériorité vis-à-vis de l'assassin et ne lui permettent pas, par conséquent, de lutter. Il est naturel qu'avant d'avoir été pendue, la victime a dû se livrer à une lutte qui aurait pu laisser sur son corps des traces de violence. L'énumération que nous avons donnée plus haut des signes qui servent à différencier le suicide de l'homicide, nous dispensera de revenir là-dessus. La pendaison comme homicide pouvant avoir lieu, nous remarquerons que l'assassin cherche à la dissimuler, en laissant croire à une autre cause de mort, comme, par exemple, la submersion. Ces cas sont très rares et ils ont été signalés aux Indes (1) où de telles dissimulations peuvent avoir lieu, car les indigènes ont l'habitude de jeter les cadavres dans l'eau. Nous voyons toutefois que la pendaison est plus souvent employée dans le but de masquer une autre cause de mort criminelle. Au point de vue des homicides, ces cas sont les plus fréquents et on ne peut les découvrir que grâce à l'examen du cadavre et à une autopsie bien faite. Ainsi, nous avons les cas cités par Deveaux (1863), Petit, Vrolik (2) et autres, de pendaison de cadavres, après que le cœur avait été percé d'un coup d'aiguille, ce qui produisit une blessure très petite et cachée sous le sein. Dans beaucoup de cas, cette constatation est assez difficile.

Chevers cite un cas où la cervelle fut percée. D'autres fois, on a constaté des fractures du crâne ou des lésions de l'abdomen (Bohnius).

Nous devons au professeur M. Minovici l'observation suivante. Elle se réfère à un cadavre qui fut pendu pour dissimuler la véritable cause de la mort :

Un Tzigane en état d'ivresse va un jour chez une femme qui était la maîtresse d'un soldat. Tandis qu'ils étaient ensemble, le soldat et un de ses amis arrivent et les surprennent. Une querelle s'ensuit ; l'un des soldats pousse violemment le Tzigane et celui-ci tombe la bouche sur le lit. Les autres sortent et la dispute continue dehors. Rentrant dans la

(1) CHEVERS, *Medical jurisprudence p. India,* 1870, p. 593.
(2) V ROLIK *Casper's, Wochenschrift,* 1838.

chambre, ils trouvent le Tzigane mort sur le lit. Voyant cela, les soldats sortent son corps et après en avoir enlevé la ceinture, ils le suspendent à la branche d'un petit arbre. Les jambes étaient pliées aux genoux. L'autopsie permit de constater les signes d'asphyxie par suffocation et ceux de la pendaison.

On cite encore des cas de pendaison criminelle pour les enfants qui, soit à cause de leur infériorité de force pour pouvoir résister, soit qu'on les surprenne pendant le sommeil, peuvent fournir un contingent encore plus fort que les adultes. Ainsi, le professeur Hofmann (1) cite le cas d'un tailleur de Vienne qui, en 1875, a pendu ses cinq enfants, âgés de un à neuf ans, et s'est ensuite pendu lui-même. On trouve plus souvent des individus qui ont été étranglés après avoir été tout d'abord étranglés ou suffoqués, homicides qui, dans la majorité des cas, peuvent s'exécuter beaucoup plus facilement que la pendaison. Dans ces cas-là et surtout celui de la strangulation, dont les signes peuvent correspondre à ceux de la pendaison faite pendant la vie, on peut facilement faire confusion. Le professeur Maschka cite le cas d'un détenu qui, après avoir été suffoqué par d'autres détenus qui le tenaient renversé et la bouche appuyée sur un matelas, le pendirent ensuite. De même, le cas de M. Chevers, concernant un mari qui, après avoir noyé sa femme, la pendit. Les cas de MM. Chevalier et Personne (2) nous citent des pendaisons exécutées après empoisonnement. La pendaison comme homicide peut encore avoir lieu, même dans les cas d'agonie. Il peut même arriver qu'elle se produise avec le consentement de la victime et sous prétexte de vengeance. Tel est le cas d'un prétendu guérisseur de rhumatismes, habitant Rouen, cité par Tardieu et Laugier, qui pendit cinq ou six personnes, sous prétexte de vengeance, puis les vola. Dans le traité classique du professeur Brouardel, on peut encore voir beaucoup d'exemples de ce genre.

c) *Est-ce que la pendaison peut être le résultat d'un accident ?* — Les cas cités par divers auteurs, tels que Bacon, Wald, Choyne, Taylor, Brouardel, Tourdes, etc., confirment

(1) TOURDES : *Médecine légale*, page 732.
(2) CHEVALIER ET PERSONNE. *Annales d'hygiène et de médecine légale*. 1873.

encore et au-delà la possibilité de ces accidents. Nous savons
tous quelle fut la fin fatale de l'Américain Shaw, de Hornshaw,
et autres acrobates qui se pendirent en public. Comme fréquence,
dit le professeur Tourdes, ces accidents occupent une place
moyenne entre le suicide et l'homicide. Parmi ceux qui paraissent fournir le plus fort contingent dans ces accidents, ce sont
naturellement les enfants qui en sont souvent victimes à cause
de leur instinct d'imitation. Ainsi le professeur Brouardel cite
le cas d'une fillette qui, ayant vu son frère faire de la gymnas-
tique, voulut l'imiter. et comme elle avait autour du cou une
corde formant lacet, elle resta pendue. Le professeur Liman
cite le cas d'un enfant âgé d'un an qui en tombant de son lit
y resta pendu.

Nous n'avons eu à enregistrer qu'un seul cas : celui d'une fillette de
treize ans qui se pendit dans les conditions suivantes : La fillette avait lié
à un cerisier qui se trouvait dans la cour, en face de la maison, une corde
qui lui servait de balançoire. La corde s'étant brisée, il n'en restait plus
qu'un bout dont elle s'entourait souvent la taille pour se balancer.

Le terrain qui était au pied de l'arbre était plus incliné que dans le reste
de la cour. Un soir, vers les dix heures, la fillette sortit de la maison avec
l'intention de se balancer. Mais au moment où elle passait la tête dans le
lacet pour l'adapter ensuite à sa taille, elle glissa sur la pente assez longue
et couverte de boue (car il avait plu quelques heures auparavant) et elle
resta pendue.

On a également constaté quatre accidents de ce genre dus à
un appareil de pendaison inventé pour combattre l'ataxie locomotrice et autres maladies nerveuses.

d) *De la pendaison comme supplice.* — En ce qui concerne la
pendaison comme supplice, puisqu'elle n'existe plus dans notre
pays, nous ne nous en occuperons pas, d'autant plus que
comme application médico-légale elle ne joue qu'un rôle presque insignifiant. Dans de tels cas, le médecin n'est appelé que
pour vérifier la mort du condamné : mais comme ces exécutions judiciaires ne sont pas toujours suivies de mort, le médecin peut intervenir en ramenant le patient à la vie.

Nous avons déjà cité le cas célèbre de M. Sikor (1) se référant

(1) Sikor : *Wiener Med. Blœtter*. 1880.

à un individu qui ne mourut pas à cause de tumeurs ganglion-
naires du cou, de même que celui de MM. Clark, Ellis et
Schaw, de Boston. Mais le cas suivant (1) est bien plus intéressant au point de vue de l'erreur judiciaire qui fut commise :

En 1831, sur la côte de Kent, un individu disparut de chez
lui. Sur le chemin qui allait de sa maison au rivage de la mer,
on trouva des traces de sang ainsi qu'un couteau qui appartenait
au neveu du disparu. Malgré toutes les protestations d'innocence du neveu, il fut condamné à être pendu et, après sa
mort, son cadavre devait être adandonné aux oiseaux de proie.

Cependant, le bourreau n'accomplit pas bien son devoir et le
condamné ne mourut point. Ayant repris connaissance, il fut
gràcié pour avoir miraculeusement échappé à la mort.

Quelques années s'écoulent et l'oncle reparait. Tout s'explique alors : Une nuit, comme du sang coulait en abondance de
son nez, il se dirigea vers le rivage de la mer. En route, il
appuyait la lame du couteau sur son nez pour faire cesser
l'hémorragie. Ayant atteint le rivage, il fut enlevé par des
pirates et un vaisseau le transporta à l'Est des Indes.

LE TRAITEMENT DE LA MORT APPARENTE
DANS LA PENDAISON

Comme les circonstances peuvent nous appeler à venir en
aide à des personnes qui ont essayé de se pendre et ont été sau-
vées à temps, puis, comme dans la majorité des cas, les individus se trouvent à l'état de mort apparente, il s'ensuit que
les moyens auxquels nous devons avoir recours pour les
ramener à la vie doivent nous être très familiers. Bien que
ces moyens soient évidemment déjà connus de la plupart
des médecins, nous ne pouvons nous expliquer comment il se
fait que leur application laisse à désirer. Ce n'est pas que nous
voulions insister si peu que ce soit sur ce point, mais nous nous
y sentons poussé par les deux cas suivants qui se sont produits
pendant que nous travaillions cette étude.

(1) D' BERND. : *V. Teil. Zweiter Anhang*, p. 532.

Il s'agit tout d'abord d'une fille qui se pendit. Elle vivait encore quand on la trouva ; on la dépendit aussitôt et elle fut transportée évanouie dans un hôpital. Sous prétexte qu'elle avait commencé à vomir, le médecin la fit coucher sans prescrire un traitement et, quatre heures après, il la congédiait. Le second cas s'applique à un homme qui, désespéré de ce que sa femme s'était empoisonnée après s'être querellée avec lui, se pendit à la porte d'un magasin. Un des ouvriers qui élevait le catafalque dans le salon pour la femme du pendu, étant sorti par hasard dans la cour, aperçut ce dernier. Comme il donnait encore signe de vie, l'ouvrier coupa aussitôt la corde. En apprenant cela, la belle-mère du pendu s'était évanouie. On fit aussitôt appeler des médecins.

Deux docteurs arrivent en toute hâte, mais ils trouvent bon de porter secours à la belle-mère et de laisser de côté le pendu qui donnait encore signe de vie.

Si l'empressement qu'ils mirent à soulager la femme eut un effet salutaire, leur retard à prodiguer leurs soins au pendu produisit tout le contraire car l'individu avait passé de vie à trépas. Ce cas nous remémore les vers suivants de Mac-Nab dans la poésie : *Le Pendu*.

> Un garçon venait de se pendre
>
> . . . .
>
> Un passant, le cœur plein d'alarmes,
> En voyant qu'il souffrait encor,
> Dit : « Allons chercher les gendarmes,
> Peut-être bien qu'il n'est pas mort ! »

Ces faits sont d'autant plus regrettables que, dans le cas présent, les chances de sauver un homme existaient encore. Les médecins n'avaient donc qu'à utiliser les moyens que leur offre la science.

Le Dr Glower a publié une remarque concernant un pendu, qui fut ramené à la vie vingt-neuf heures après. Nous croyons utile de reproduire en abrégé cette observation, afin de montrer qu'il est aussi des médecins qui savent faire leur devoir en conscience.

...... L'individu ayant été descendu, on lui fit une saignée de l'artère temporale et de la veine jugulaire externe ; puis des frictions à l'alcool sur

les épaules et le cou, des lavements de tabac et de plus fortes frictions sur
les bras et les jambes.

Après quatre heures d'essais sans résultat, le Dr Glower, lui faisant la trachéotomie, lui insuffla de l'air dans les poumons : vingt minutes après cette
opération, le sang commença à sortir par la blessure de l'artère temporale,
et on sentit en même temps de légères pulsations : celles-ci devinrent de
plus en plus prononcées, sous l'influence des frictions qu'on n'avait pas
cessé de faire.

Après avoir irrité avec de l'ammoniaque les cavités buccale et nasale, le
malade ouvrit les yeux. On lui administra ensuite une potion cordiale et,
deux jours après, il pouvait sortir.

Le traitement indiqué dans de telles circonstances, appliqué
d'une manière énergique, peut souvent donner de bons résultats.
Il consiste en frictions sèches, inhalations d'ammoniaque,
respiration artificielle d'après la méthode de Sylvestre, inhalations d'oxygène, application de sangsues ou de ventouses scarifiées aux apophyses mastoïdes, compresses froides sur la tête,
moutarde aux pieds, etc. Cependant, les tractions rythmées de
la langue des pendus paraissent avoir donné le meilleur résultat
pratique que le procédé de Laborde ait jamais fourni. Un
communiqué du Dr Luis (1) semble ne laisser aucun doute à
cet égard

Il s'agit d'un jeune homme de trente-trois ans, en traitement dans une
maison de santé du département de la Seine, et qui, outre les symptômes
de la maladie dont il souffrait, avait des accès de mélancolie et des idées
de suicide. Un jour, après le repas, il sortit et un serviteur le trouva pendu
à la fenêtre par le cordon de sa robe de chambre. Le médecin ayant été
appelé trouva le patient étendu à terre (dès l'arrivée du médecin on avait
coupé la corde) ; le visage était cyanosé, la respiration presque nulle, le
pouls imperceptible. Tous les moyens que nous avons énumérés plus haut
furent en vain employés pour le ramener à la vie. Dans son désespoir, le
médecin eut alors l'idée de faire des tractions rythmées de la langue ; il les
appliqua aussitôt. Un morceau de bois enveloppé d'un chiffon est immédiatement introduit entre les dents ; la langue est saisie avec une pince et
le docteur commence à faire des tractions lentes d'abord, puis de plus en
plus rapides. Trois minutes après on entend un faible gémissement suivi
d'une violente inspiration. Une certaine quantité de mucosités sanguinolentes sont en même temps rejetées ; la respiration continue, assez irré-
gulière, mais suffisante pour permettre à l'entourage de constater que le
malade était sauvé.

(1) *Luis.* Un cas de rappel à la vie chez un pendu au moyen des tractions
rythmées de la langue. *La Tribune médicale.*

Des tractions sont encore faites pendant vingt minutes environ ; les frictions sèches sont reprises ; deux ventouses scarifiées sont appliquées sur la nuque et la respiration devient de plus en plus normale. Le pouls est très appréciable ; le visage est encore congestionné, mais le malade est absolument hors de danger. Les tractions avaient duré de dix à onze minutes. Ainsi donc, grâce à ces tractions méthodiques de la langue, le malade avait été rappelé à la vie.

Mais, avant d'appliquer ce traitement curatif, le prophylactique réclame la priorité. Ce traitement, très important, se réfère à la destruction du préjugé populaire qui consiste à ne pas toucher à un pendu et à le descendre avant l'arrivée des autorités policières. A Paris, ce préjugé a été détruit par une ordonnance de police en date du 7 mai 1878, dans laquelle on prévoit les instructions concernant les secours à donner aux asphyxiés par strangulation, pendaison ou suffocation. Nous croyons utile de reproduire plus loin une partie de cette ordonnance et d'attirer aussi l'attention de notre police sur ce point, que le temps est venu pour nous d'imiter la police française en faisant une semblable ordonnance.

Combien d'individus asphyxiés auraient été rappelés à la vie si ce même préjugé n'existait pas en partie dans notre pays ! Que le préjugé de laisser le pendu dans la même position que celle où il a été trouvé existe aussi chez nous, il n'y a pas l'ombre d'un doute, et, pour ne pas recourir à d'autres exemples plus anciens, nous allons citer un cas assez récent du Dr Lupus, cas qui s'est produit en novembre 1902 et qui fut publié dans *La Médecine orientale* (1). Voici le cas :

Un jour, vers neuf heures du matin, tandis qu'il passait devant le n° 75 de la rue Vacareshti, il vit une multitude de gens rassemblés. Ayant demandé ce qui se passait, on lui répondit qu'une servante de nationalité hongroise s'était pendue. Il eut aussitôt l'idée d'appliquer le procédé du professeur Laborde concernant la traction de la langue, afin de ramener la servante à la vie. Il approcha de celle-ci avec difficulté, car une foule de gens étaient près de la pendue, qui était surveillée par un commissaire, son adjoint et deux sergents. Le Dr Lupus s'adresse alors au commissaire et lui dit qu'il désire essayer de la ramener à la vie ; il le prie par conséquent de laisser couper la corde. Le commissaire repousse la proposition sous

(1) Dr H. Lupus de Bucarest : Un cas de pendaison. *La Médecine orientale*, n° 10, février 1903.

prétexte que *le procureur doit trouver le cadavre tel quel et que personne n'a le droit d'y toucher avant lui.* Le Dr Lupus lui répond qu'il assume la responsabilité de son action, car s'il y a encore un reste de vie dans le cadavre, il va disparaître si l'on ne coupe la corde. Un quart d'heure après, le procureur transmettait par téléphone au commissaire l'autorisation de permettre au docteur de couper la corde. On peut voir les détails concernant ce cas dans la revue citée plus haut.)

Nous espérons que, bientôt, avec la nouvelle organisation de notre police, son personnel sera en état, comme celui des autres pays, de donner les premiers soins, puisque la police arrive des premières sur les lieux (1).

Ordonnance du Préfet de police du 7 mai 1872

Instructions sur les secours à donner aux noyés et asphyxiés.
Règles générales

1° Les personnes asphyxiées ne sont souvent que dans un état de mort apparente ; 2° pour les personnes étrangères à la médecine, la mort apparente ne peut être distinguée de la mort réelle que par la putréfaction ; 3° la couleur pourpre ou noire du visage, la froideur du corps, la raideur des membres, ne sont pas des signes certains de la mort ; 4° la rigidité des maxillaires, dans la submersion, est un indice favorable du succès des secours ; 5° il faut, quand la putréfaction n'est pas encore déclarée, administrer des secours à tout individu noyé ou asphyxié, même s'il est resté assez longtemps dans l'eau, ou avec le lacet sur le cou ; 6° les soins les plus essentiels à donner aux asphyxiés peuvent l'être par toute personne intelligente ; cependant, pour obtenir un bon résultat, il faut les prodiguer sans découragement, et quelquefois pendant plusieurs heures de suite ; 7° quand il s'agit d'administrer des secours à un asphyxié, il faut écarter toutes les personnes inutiles ; cinq ou six personnes sont suffisantes pour donner des soins, un plus grand nombre ne pourrait qu'embarrasser et rendre ceux-ci inutiles ; 8° le local destiné aux secours ne doit pas être chaud ; la meilleure température et de 17 degrés centigrades ; 9° enfin, les secours doivent être administrés avec activité, avec ordre et sans précipitation.

En ce qui concerne la pendaison, la strangulation ou la suffocation, l'ordonnance ajoute : 1° Il faut tout d'abord et aussi vite que possible, délier ou, ce qui est plus rapide, couper la corde qui entoure le cou ; s'il s'agit de pendaison, on doit descendre le corps, mais le tenir de telle sorte qu'il ne soit pas secoué. Il faut agir sans perdre de temps et sans attendre l'arrivée des

---

(1) Nous avons été chargé, cette année, par le ministre de l'intérieur, ainsi que M. R. Voïnesco, chef de la Sûreté, et M. le capitaine Cretziano, commandant des sergents de ville, d'élaborer un projet de règlement pour l'école des sergents de ville. Nous avons prévu, entre autres choses, les moyens à employer pour secourir en cas d'asphyxie.

autorités policières : on défera les jarretières, la cravate, la ceinture des pantalons, le corset, en un mot tout ce qui dans le costume peut gêner la circulation ; 2° on placera le corps, mais sans secousses, et selon que les circonstances le permettront, sur un lit, un matelas ou de la paille, de manière que la tête et la poitrine soient plus élevées que le reste du corps ; 3° (en ce qui concerne l'aération de la chambre) ; 4° il est indispensable d'appeler d'urgence un homme de l'art, parce qu'il faut des connaissances anatomiques pour pratiquer une saignée ; quant à la corde et au lien, il n'y a que le médecin qui puisse bien apprécier le cas et ordonner ce qui convient ; 5° si, après avoir défait le lacet, les veines du cou restent gonflées, le visage d'un rouge tournant au violet ; si l'homme de l'art tarde à arriver, on peut appliquer de six à huit sangsues derrière chaque oreille de même que sur chaque tempe ; 6° si la pendaison ou la strangulation ne remonte qu'à quelques minutes, il est parfois suffisant, pour rappeler un malade à la vie, d'appliquer sur le front et la tête des linges imbibés d'eau fraîche et de frictionner en même temps les membres inférieurs. En tout cas, il faut, dès le début, exercer sur la poitrine et l'abdomen des pressions intermittentes, afin de provoquer les mouvements respiratoires. On ne négligera pas également de frictionner l'asphyxié à l'aide d'une flanelle ou d'une brosse, surtout à la plante des pieds et à la paume des mains ; 7° si, après avoir été complètement rappelé à la vie, le malade se trouve en état de stupeur ou de vertige, des applications d'eau fraîche deviennent utiles, etc.

Les expériences faites par nous pour la respiration artificielle d'après le système de Sylvestre, sur des lapins que nous avions pendus et qui ne donnaient plus signe de vie, nous ont toujours donné des résultats positifs, mais à la condition que la respiration fût faite aussi vite que possible après la mort et qu'elle ne durât pas plus de deux à trois minutes. Néanmoins, nous ne pouvons point ne pas reconnaître l'utilité du procédé Laborde et ne pas le recommander comme le seul et le meilleur à employer dans de telles circonstances, d'autant plus qu'il est à la portée de chacun. Nous devons d'ailleurs d'autant plus venir en aide que la mort survient toujours instantanément. Ainsi, Taylor a vu un pendu dont le cœur a palpité pendant deux minutes et demie après la pendaison et Noyce cite un cas où un individu est resté pendu pendant deux ou trois minutes, et après que l'on eût descendu le corps, il put, quatre ou cinq minutes plus tard, constater 80 faibles pulsations. Par suite, même si la pendaison a duré quelques minutes, nous pouvons rappeler un pendu à la vie, grâce à la respiration artificielle.

RAPPORT MÉDICO-LÉGAL

SUICIDE PAR PENDAISON

*Main gauche prise entre le cou et le lacet ; phlyctène au-dessus du sillon
tumeur cérébrale. Doss. 69. 2 avril 1902.*

I

HISTORIQUE DE L'AFFAIRE

La nommée Anica N..., âgée de trente à trente-cinq ans, vivait en concu-
binage avec le charpentier Pierre R... Elle était paralysée depuis trois ans.
Elle ne pouvait ni parler, ni marcher. Elle était presque constamment
couchée. Un jour Pierre R..., revenant de l'atelier vers les midi, trouva la
nommée Anica pendue à l'aide d'une corde à une poutre du plafond de la
chambre. Sa main gauche était *entourée* par la corde ; à ses pieds, qui touchaient le plancher, se trouvait une petite chaise renversée.

II

AUTOPSIE

A. — *Examen externe.*

Le cadavre de la nommée Anica N... appartient à une femme bien déve-
loppée et de bonne constitution ; elle est âgée de trente à trente-cinq ans,
elle pèse 45 kilogrammes et sa taille est de 1 m. 60. La rigidité cadavérique
n'a pas complètement disparu. La putréfaction a à peine commencé et elle
est caractérisée par une tache verdâtre diffuse, dans la fosse iliaque gauche
abdominale.

Les lividités cadavériques, disposées selon le sens de la déclivité dans
l'attitude verticale, occupent la peau des membres inférieurs jusque près du
bassin. Sur ces régions livides se trouvent de nombreuses ecchymoses
punctiformes, bleuâtres, sous-cutanées.

Les paupières sont entr'ouvertes. Les pupilles sont peu dilatées et égales. Sur les conjonctives on ne voit aucune ecchymose. La langue est prise entre les dents. Son bout est bleuâtre, enflé et garde l'empreinte des dents. Des matières fécales, qui ont sali les fesses et les cuisses, se sont écoulées par l'anus.

L'examen externe ne permet de constater aucune manifestation appréciable de la paralysie dont cette femme souffrait, telle qu'atrophie ou attitude particulière d'un membre.

Un sillon se trouve sur le cou, mais il en fait incomplètement le tour. Il a une direction oblique. Il part de derrière la tête et passe par devant, entre le larynx et l'os hyoïde. La couleur de ce sillon est jaune teinté de rouge ; il est corné, parcheminé ; sa largeur, de 8 millimètres, est uniforme ; sa profondeur est de 2 millimètres. La profondeur est plus accentuée du côté gauche. A droite du larynx, le sillon porte l'empreinte d'un nœud et sur tout son trajet il garde l'empreinte des tresses de la corde qui fut employée. Sur le parcours du sillon, un peu au-dessus de lui et sur le côté antérieur du cou, se trouve une phlyctène de la grosseur d'un grain de maïs dont le contenu est de couleur citrine.

Sur la face palmaire de la main gauche, à droite de l'articulation du poignet, on voit une empreinte déterminée par la corde. La main avait été prise entre le lacet et le cou.

Sur le reste du corps, de même que sur les membres, on ne trouve aucun signe de lutte ou autres violences.

B). — *Examen interne*.

a *La tête et la cavité crânienne*. — Sur le péricrâne on ne trouve aucun signe de violences. Le tissu cellulaire qui est sous le péricrâne est pâle et exsangue. Les os du crâne sont bien développés, de grosseur proportionnée, régulière et ils sont intacts. Ils présentent dans la région de la suture sagittale certaines dépressions qui ont déterminé un tel amincissement de l'os qu'il en est devenu transparent.

La dure-mère n'est pas grossie : elle se détache facilement de la surface endocrânienne des os de la voûte et, ce qui est plus difficile, de celle des os de la base. Les sinus veineux sont vides. Les méninges minces sont peu grossies ; elles se détachent facilement de l'écorce cérébrale, excepté dans la région du corps sphénoïdal, où elles sont encore plus grossies et où elles adhèrent, intéressant dans le soulèvement la substance corticale. Ces adhérences correspondent avec la présence de certaines tumeurs situées dans ce lobe, ayant la grosseur d'une noix, d'une forte consistance, au centre caséifié et d'un blanc verdâtre. Cette néoplasie est complètement englobée dans la grosseur du lobe sphénoïdal et sa présence ne trahit rien autre chose, à l'extérieur du lobe, que l'adhérence méningo-encéphalique.

Examinée au microscope, elle correspond à une néoplasie sarcomateuse.

Dans ce qui reste les substances cérébrales ne présentent rien de particulier.

b) *Le thorax et la cavité thoracique*. — En disséquant la musculature du cou, nous trouvons sur la partie antérieure de la colonne vertébrale, à droite de l'os hyoïde, une petite ecchymose. Les cartilages du larynx et de la trachée ne sont pas ossifiés; ils sont élastiques, et bien que le nœud du lien ait reposé sur leur région, ils ne présentent aucune lésion. La grande corne gauche de l'os hyoïde est fracturée à sa moitié. La tunique endothéliale des carotides est intacte. Aucune autre particularité n'est en évidence après la dissection de cette région.

Dans l'épaisseur de la paroi thoracique on ne trouve aucun signe de violences. Les poumons ne remplissent pas complètement les cavités pleurales; ils paraissent avoir été surpris au moment de l'expiration. Le poumon droit est adhérent sur toute sa surface; celui de gauche ne présente une adhérence que vers le sommet.

On ne trouve aucune ecchymose sous-pleurale sur toute la surface des poumons. Le tissu pulmonaire crépite moins; il présente la congestion des parties postérieures et des bases. Les ramifications bronchiques sont faiblement grossies et contiennent peu de mucosités qui s'étendent, par en haut, sur les bronches. La muqueuse laryngo-trachéo-bronchique est peu hypérémiée.

Le *cœur* a ses dimensions un peu plus développées. Dans le péricarde on trouve de 6 à 7 centimètres cubes d'un liquide limpide couleur citrine. Sur la partie antérieure du cœur se trouvent quelques plaques d'un blanc laiteux. Les cavités du cœur contiennent un peu de sang noir liquide. Il n'existe pas de caillot. L'aorte présente à l'origine quelques plaques athéromateuses. La valvule sigmoïde postérieure présente dans sa grosseur une plaque calcaireuse. Les autres sont saines. La valvule gauche mitrale a une plaque fibreuse grosse comme un grain de maïs. Le ventricule gauche est un peu hypertrophié. Les artères coronaires sont un peu athéromateuses. Le myocarde est d'un brun teinté de rouge et il a sa consistance habituelle.

c) *L'abdomen et la cavité abdominale*. — Le péritoine est injecté, surtout le péritoine viscéral, dans la région de l'intestin grêle. Les vaisseaux du bassin rétro-péritoniaux sont turgescents.

L'estomac est un peu gonflé par les gaz; il contient environ 100 grammes de matières alimentaires en voie de digestion et où l'on peut cependant distinguer le pain. Ce contenu répand l'odeur du vin. La muqueuse gastrique est recouverte d'une fine couche de mucosités. Les glandes sont un peu plus grandes.

L'intestin grêle contient des matières molles, jaunes et on les trouve sur toute la longueur de l'intestin. Les parois de l'intestin sont d'un rouge cerise, et, vus par transparence, le réseau vasculaire apparaît turgescent (hypostase par déclivité verticale caractéristique dans la pendaison).

Le *gros intestin* contient peu de matières fécales. L'élément lymphatique intestinal n'est pas apparent.

La *rate* est d'un volume peu grossi. La pulpe est d'un rouge foncé ; sa consistance n'est pas modifiée, mais l'élément folliculaire est apparent.

Le *foie* est de volume et de dimensions proportionnés. Le tissu est un peu hypérémié, mais ne présente aucune particularité pathologique.

La *vésicule biliaire* contient quelques centimètres cubes de bile verdâtre.

Les *reins* ont un volume et des dimensions normaux. Les capsules fibro-élastiques se défont facilement et sans intéresser la substance corticale en soulèvement. Les substances rénales sont proportionnées ; elles possèdent des kystes séreux, gros comme des grains de mil ; elles sont hypérémiées et leur consistance n'est pas modifiée.

La *vessie urinaire* contient de 2 à 3 centimètres cubes d'urine très trouble, ayant l'aspect du pus. La muqueuse est parsemée de nombreux points ecchymotiques.

Les *organes génitaux externes et internes* ne présentent aucune particularité qui puisse être notée.

La colonne vertébrale est intacte ; elle n'a pas été ouverte.

CONCLUSIONS

La cause de la mort de la femme A. N. a été l'asphyxie à la suite de la pendaison.

Le corps et les membres ne portent aucune autre trace de lutte ou de violences que celle laissée sur le cou par la corde avec laquelle cette femme se pendit.

Dr N. MINOVICI.

TABLE DES MATIÈRES

	Pages
Préface	1

PREMIÈRE PARTIE

Définition	5
Historique	11
Statistique	17
Causes de la pendaison	33

DEUXIÈME PARTIE

Mécanisme de la mort par pendaison	61

TROISIÈME PARTIE

Conditions de l'expertise	112
Les questions médico-légales	197
Rapport médico-légal	215

Lyon. — Imp. A. Storck et Cⁱᵉ, 8. rue de la Méditerranée